Christine Seidel

Wenn die Seele nicht heilen will

Wie alte Verletzungen zu (Re-)Traumatisierung führen können und wie man sie überwindet

mvgverlag

Bibliografische Information der Deutschen Nationalbibliothek
Die Deutsche Nationalbibliothek verzeichnet diese Publikation in der Deutschen Nationalbibliografie. Detaillierte bibliografische Daten sind im Internet über http://d-nb.de abrufbar.

Für Fragen und Anregungen
info@mvg-verlag.de

Wichtiger Hinweis
Dieses Buch ist für Lernzwecke gedacht. Es stellt keinen Ersatz für eine individuelle medizinische Beratung oder adäquate Traumatherapie dar und sollte auch nicht als solcher benutzt werden. Wenn Sie medizinischen Rat einholen wollen, konsultieren Sie bitte einen qualifizierten Arzt. Der Verlag und der Autor haften für keine nachteiligen Auswirkungen, die in einem direkten oder indirekten Zusammenhang mit den Informationen stehen, die in diesem Buch enthalten sind.

Originalausgabe
5. Auflage 2022

Türkenstraße 89
80799 München
Tel.: 089 651285-0
Fax: 089 652096

Redaktion: Stephanie Kaiser-Dauer
Umschlaggestaltung: Pamela Machleidt
Umschlagabbildung: Shutterstock/Irbena
Illustrationen: Shutterstock, Sonja Vallant
Satz: inpunkt[w]o, Haiger (www.inpunktwo.de)
Druck: CPI books GmbH, Leck
Printed in the EU

ISBN Print 978-3-7474-0147-7
ISBN E-Book (PDF) 978-3-96121-505-8
ISBN E-Book (EPUB, Mobi) 978-3-96121-506-5

Weitere Informationen zum Verlag finden Sie unter

www.mvg-verlag.de

Beachten Sie auch unsere weiteren Verlage unter www.m-vg.de

Inhalt

Vorwort

Liebe Leserin, lieber Leser,

ich hoffe, Sie halten mit diesem Buch etwas in der Hand, das Ihnen wirklich hilft, das Ihnen Orientierung, Halt, Einsichten und vor allem ganz praktische, umsetzbare Hilfe und Unterstützung liefert – all das, was ich mir vor über 13 Jahren gewünscht hätte, als ich selbst eine schwere Retraumatisierung erlitt. Damals wusste keiner und erst recht nicht ich selbst, was mit mir los war. Das machte mir sehr viel Angst. Die ersten Bücher über Trauma waren auf dem Markt, aber in ihnen konnte ich mich selbst nicht wiederfinden. Eine Zeit der Suche begann.

Wenn ich das, was ich heute als Traumatherapeutin weiß, schon damals gewusst hätte – ich hätte mir viel leidvoll verbrachte Lebenszeit, Umwege und Schmerz erspart. Denn auch wenn Trauma sich bei jedem Menschen anders äußern kann, so hat es doch eine Logik, und wo eine Logik ist, da ist auch eine Lösung. Aus diesem Grund schreibe ich dieses Buch, und das ist meine Botschaft: Es gibt ein Licht nach der Dunkelheit, und Sie können es erreichen! Dabei möchte ich Sie unterstützen.

Genau deshalb soll dieses Buch vor allem Hilfe zur Selbsthilfe sein und einen klaren Wegweiser für Menschen bieten, die von (Re-)Traumatisierung betroffen sind. Es ist ausdrücklich für Betroffene geschrieben und nicht für Profis. Vielleicht fragen Sie sich, warum ich die Klammern bei (Re-)Traumatisierung gesetzt habe? Ganz einfach – für mich ist dieses Buch vor allem für retraumatisierte Menschen geschrieben, eben weil so wenig über Retraumatisierung bekannt ist. Aber es ist natürlich auch für all diejenigen geschrieben, die mit Trauma an sich zu kämpfen haben. Denn auch diese finden in diesem Buch hilfreiche Informationen und Unterstützung, angefangen von den neurobiologischen Hintergründen aus **Teil I – Von der dunklen Nacht der Seele ins Licht** bis hin zu den verschiedenen Traumatherapieformen. Die Kapitel »Die Neurobiologie des Traumas« und »Die Polyvagaltheorie – die neuere Sicht auf unser Nervensystem« in Teil I habe ich bewusst etwas vereinfacht dargestellt, sodass es für Sie leichter ist, ein Grundverständnis dafür zu bekommen, wie unser autonomes Nervensystem funktioniert. Wenn Sie dieses Thema vertiefen möchten, finden Sie in meinem Literaturverzeichnis im Anhang weiterführende Hinweise. Dort finden Sie außerdem hilfreiche Adressen und Links.

Mir ist bewusst ist, wie schwierig das Lesen sein kann, wenn man mit Traumasymptomen zu kämpfen hat und sich unter Umständen nur auf sehr wenig konzentrieren kann. Daher ist dieses Buch sehr einfach und klar gehalten, sodass Sie auch immer nur kleine Abschnitte lesen und daraus trotz allem etwas mitnehmen können. Daher haben Sie auch die Möglichkeit, den Theorieteil zu Trauma und Retraumatisierung erst einmal zu überblättern, wenn Ihnen das zu viel ist, und gleich zu **Teil II – Schritt für Schritt zurück ins Licht: Praktische Hilfen für Betroffene** oder zu **Teil III – Übungen, die Ihnen guttun können** überzugehen. Holen Sie sich aus diesem Buch das, was im Moment passt, und hören Sie dabei auf Ihr Gefühl! Es wird Ihnen klar zeigen, was heute gut für Sie ist und was nicht, welche Übung Sie heute unterstützen kann und welche vielleicht gerade zu viel ist. Seien Sie flexibel und gehen Sie spielerisch an meine Übungsvorschläge heran. Nicht alles hilft jedem! Menschen sind und bleiben unterschiedlich, genauso wie jedes Nervensystem unterschiedlich reagiert – auch wenn der Aufbau, neurobiologisch gesehen, bei jedem Menschen gleich ist. Deshalb verläuft jede Heilung anders. Das erlebe ich als Traumatherapeutin immer wieder. Mal kommt es schon nach der ersten Traumatherapiestunde zu einer Veränderung zum Positiven, mal braucht es dazu viele Sitzungen. Obwohl ich immer logisch arbeite und oft einschätzbar ist, was für ein »Nervensystem« hier vor mir sitzt, sind die Reaktionen doch immer wieder neu und überraschend. Deshalb sind Achtsamkeit und Präsenz so wichtig, auch in diesem Buch.

Teil IV – (Re-)Traumatisierung als Tor zum Aufwachen ist sozusagen mein Bonusteil. Hier geht es um ein Sonderthema, welches ich seit vielen Jahren erforsche und mit dem etliche Klienten zu mir kommen. Da dieses Thema in der heutigen Zeit an Brisanz zunimmt, habe ich es aufgenommen. Ich stelle hier dar, wie ich gerade mit und durch Trauma in tiefere Seinsebenen wie Stille, Liebe und Frieden gelangen kann, und das dauerhaft. Heute spricht man in diesem Zusammenhang von »Aufwachen«, quasi ein Erwachen in unser wahres Selbst, unser wahres

Sein. Dabei schildere ich sowohl die Chancen, aber auch die Fallstricke. Darüber hinaus gibt es in diesem Teil ein Kapitel »Traumasensitive Achtsamkeit«. Hier erläutere ich, warum traumatisierte Menschen oft große Schwierigkeiten haben, zu meditieren, und oft genug sogar meinen, tiefe Meditationserfahrungen zu machen, in Wirklichkeit aber dissoziieren. Ich beschreibe Ihnen, wie Sie für sich Achtsamkeitsübungen und Meditation so gestalten können, dass sie auch für Sie als traumatisierten Menschen funktionieren.

Nicht für jeden wird dieser Teil IV relevant sein, Sie können ihn auch einfach überspringen und gelangen dann zu dem mir sehr wichtigen **Adressanhang.** Im Adressanhang finden Sie hilfreiche Adressen und Links. Besonders freue ich mich, dass ich drei therapeutische WGs gefunden habe, die sich gut mit Trauma und Retraumatisierung auskennen und auch überregional aufnehmen. Wer es zu Hause nicht mehr allein aushält, könnte hier eine Zeit lang betreut wohnen. Wie Sie verstehen werden, konnte ich für Deutschland, Österreich und die Schweiz nur einige wichtige Städte aufnehmen, aber eben nicht alle. Das hätte den Rahmen dieses Buches gesprengt. Auch die Hilfsangebote sind nur eine Auswahl. In der Schweiz und in Österreich kam noch als Besonderheit hinzu, dass es hier nur wenige Kliniken gibt, die auf Trauma ausgerichtet sind. Sie müssen also unter Umständen selbst aktiv werden, wenn Ihre Stadt/Region von mir nicht aufgenommen wurde. Dafür können die Weblinks helfen, die teilweise überregionale Adressen enthalten. Und ansonsten bitte nicht aufgeben, sondern sich wirklich mal eine Zeit lang hinsetzen und selbst surfen. Manchmal braucht es einfach Zeit, bis das richtige Angebot im Netz auffindbar ist.

Im Anhang finden Sie außerdem noch die **verwendete** und Tipps für die **weiterführende Literatur.**

Noch ein Hinweis: Wegen der gendergerechten Sprache habe ich lange hin- und herüberlegt. Letztendlich sind der Verlag und ich wegen der besseren Lesbarkeit zu dem Schluss gekommen, die männliche Form zu verwenden, auch wenn ich damit nicht ganz glücklich bin. Ich meine natürlich immer auch und vor allem meine Leserinnen und alle Transgendermenschen!

Ich wünsche Ihnen viel Freude, Hoffnung, Erkenntnis und Heilung mit diesem Buch. Auf dass Ihr Licht wieder leuchten möge und Sie alle Liebe, Hilfe und Unterstützung dieser Welt erfahren. Sie haben es sich verdient!

Ihre Christine Seidel

Teil I –
Von der dunklen Nacht der Seele ins Licht

Kapitel 1
Meine Geschichte

Ich schreibe dieses Buch als ehemals selbst von einer Retraumatisierung Betroffene und als heutige Traumatherapeutin. Von der Betroffenen zum Profi war es ein langer Weg. Aber beginnen wir am Anfang.

Bis Januar 2007 lebte ich als Mutter von zwei Kindern ein erfolgreiches Leben als Dozentin und Coach. Mir ging es gut – klar, es gab immer mal das eine oder andere Problem, welches es zu lösen galt, aber mithilfe von Coachings kam ich sehr gut zurecht. Während meiner Ausbildung zum NLP-Practitioner (Neuro-Linguistisches Programmieren) und Coach war zwar im Jahr 2000 ein erster Verdacht auf sexuellen Missbrauch aufgetaucht, womit ich ziemlich zu kämpfen hatte. Aber ich bekam das alles irgendwie in den Griff. Denn eines war ich immer: eine Kämpferin. Ich gab niemals auf, sondern biss mich durch. Ich schaffte es stets, egal welche Widrigkeiten mir das Leben oder mein Körper in den Weg stellten. Zeitweise fühlte ich mich so kraftvoll wie ein muskelbepackter American-Football-Spieler, und so ging ich durchs Leben. Natürlich gab es auch eine zarte und verletzliche Seite in mir, doch die nahm ich selbst nur bedingt wahr. Das Ausmaß meiner Verletzungen war mir in keinster Weise bewusst. Den Begriff »Trauma« kannte ich nicht. Ich durfte schon damals immer wieder tiefste innere Zustände von Liebe, Licht und Stille erfahren. So erlebte ich mehrere Monate in absoluter Liebe. Ich fühlte permanent Liebe, war gelassen und still, unabhängig von anderen Menschen oder äußeren Umständen. Das war ich. Ich dachte, ich sei weit gekommen – wäre da nicht das eine oder andere Körpersymptom gewesen, welches mich ab und an störte, etwa zunehmende Blasenentzündungen oder ein Mangelthema, das sich trotz aller Bemühungen meinerseits immer mal wieder meldete. Ich war der Überzeugung, in meiner persönlichen und spirituellen Entwicklung bereits weit fortgeschritten zu sein. Das dachte ich bis zu jenem alles verändernden Abend in meiner Coachingpraxis, der mein Leben über Jahre hinweg nachhaltig erschüttern sollte und mich fast vernichtet hätte. Was war passiert?

Ich hatte wieder eine sehr heftige Blasenentzündung, die mir große Angst machte und mit starken Schmerzen verbunden war. Da ich von Trauma und dem Umgang damit damals gar keine Ahnung hatte, traf ich eine folgenschwere Entscheidung. Ich wollte diese Symptomatik »aufstellen« – im Sinne der systemischen Familienaufstellung, bei der Personen oder Objekte stellvertretend für das Familiensystem räumlich angeordnet werden, um gewisse Beziehungsmuster erkennbar zu machen. Genauso kann man auch Symptome aufstellen, um dahinterzukommen, was es mit den Symptomen auf sich hat. Aus heutiger Sicht als Traumatherapeutin kann ich nur sagen: Das war der völlig falsche Weg – zumal ich das Ganze in der akuten Entzündungssituation »aufstellen« wollte. Auch das war ein großer Fehler. Ich war selbst in Familienaufstellungen ausgebildet und hatte damit gute Erfahrungen gemacht. Mit brachialem Willen wollte ich da jetzt ran! So fragte ich einen Freund, mit dem ich noch nie gearbeitet hatte und der selbst renommierter Aufsteller war, ob er mit mir die Aufstellung machen könnte. Er sagte zu, obwohl er kein gutes Gefühl dabei hatte. Ich hätte auf sein Gefühl hören sollen, es war ein letzter Warnhinweis, der mich vermutlich vor all dem Schrecklichen, das dann kam, hätte schützen können. Wir stellten das Symptom auf. Doch dabei blieb es nicht. Mein Freund nahm immer mehr Positionen mit in die Aufstellung, von denen für mich völlig unklar war, was sie zu bedeuten hatten. Zur Erklärung: Als Aufsteller darf man, wenn man das Gefühl hat, dass in der Aufstellung eine Person oder »Etwas« fehlt, dieses »Etwas« oder diese Person mit einer leeren Karte aufstellen, wohlgemerkt mit einer. Dann erforscht man selbstverständlich, in dem man sich auf diese Position begibt, wer oder was das sein könnte. Bei mir wurden viel zu viele »leere« Positionen aufgestellt, und vor allem wurde nicht erforscht, um wen oder was es sich da handelte. Ich blickte nicht mehr durch. Als selbst halbwegs erfahrene Aufstellerin fragte ich ihn, was er da tue. Er gab mir keine Antwort. Bis heute weiß ich nicht, was er da gemacht hat. Letztlich wurde die Aufstellung unbefriedigend aufgelöst. Ich war damit nicht glücklich, dachte aber in diesem Moment nicht weiter darüber nach. Mein Befinden war zunächst normal.

Zwei Tage später bekam ich aus dem Nichts massive Angstzustände und erlebte das, was ich heute Dissoziation und Depersonalisierung nennen würde. Zum besseren Verständnis: Bei einer Dissoziation trennt sich quasi der Geist vom Körper, ein Schutzmechanismus während einer stattfindenden Traumatisierung, der das Überleben sichern soll. Man spürt sich nicht mehr richtig und ist wie abgeschnitten von der Welt. Oftmals hat man den Eindruck, von seiner Umgebung wie durch eine Glasscheibe getrennt zu sein. Man kommt nicht mehr mit den anderen Menschen in Kontakt. Was ehemals als Schutzmechanismus gedacht war, taucht bei Reizen, die denen der ursprünglichen Traumatisierungssituation ähneln, immer wieder auf und fühlt sich schrecklich an (mehr dazu unter »Die Neurobiologie des Traumas«) – vor allem, wenn man solche Zustände nicht kennt, man nicht weiß, was sie bedeuten, und es einem auch keiner sagen kann. Bei einer Depersonalisierung erlebt man sich, seinen Körper, die eigenen Gefühle, ja, die eigene Identität als fremd.

Ich erkannte mich also selbst nicht wieder. Ich hatte den Kontakt zu mir, zu meiner inneren Stimme, zum Göttlichen völlig verloren. Da war nichts mehr außer Schwärze, Düsternis, Unverbundenheit und Orientierungslosigkeit. Ich konnte nicht mehr schlafen, nicht mehr allein sein, hatte keinerlei inneren Halt mehr, selbst am Computer zu sitzen überforderte mich – mein Nervensystem war so übersensibel, dass es die elektromagnetischen Strahlen des Computers nicht mehr aushalten konnte! Ich hatte Schmerzen in den Beinen, Mühe, mich zu konzentrieren, und war in einem permanenten Zustand von Dissoziation und Depersonalisierung gefangen. Ein Mensch kann wohl kaum Schlimmeres als diese Symptomkombination erleben. Und mir passierte genau das. Das, wovon wir hier sprechen, nennt sich Retraumatisierung. Allerdings kannte diesen Begriff damals niemand.

Durch die misslungene Familienaufstellung war gut integriertes und im Gehirn abgelagertes »Traumamaterial« – also sämtliche stattgefundenen Traumatisierungen und ihre Folgeerscheinungen – auf einen Schlag ins Bewusstsein geholt worden. Als Bild sah ich mich damals wie in tausend Teile zersplittert. Die Christine, die ich kannte, war verschwunden. Ich erkannte mich selbst nicht wieder und war gleichzeitig doch noch ich selbst. Meine Intelligenz, meine Fähigkeit zu denken funktionierten, sonst hätte ich mich nicht direkt auf die Suche nach Hilfe begeben können, nur der Rest funktionierte eben nicht mehr.

Da sich niemand in meinem Umfeld mit dem Thema Trauma auskannte und ich ja auch nicht wusste, was mit mir geschehen war, tappte ich im Dunkeln. Das war das Schlimmste überhaupt. Vor allem deshalb schreibe ich dieses Buch. Zu wissen, was mit einem los ist, macht schon die halbe Miete aus. Dann zu erfahren, was hilft, welche Methode, welche Maßnahmen, das ist schon fast die ganze Miete. Zwar ist das Erleben immer noch lange genug zutiefst schrecklich, aber ich kann mittels gezielter Traumatherapie wieder gesunden. Ich habe dann einen Weg ins Licht, so mühevoll er auch sein mag!

Bei mir tauchte das Licht lange, lange nicht auf. Ich versuchte es mit allen möglichen Techniken, von NLP über EFT (Emotional-Freedom-Technik – einer Klopftechnik aus der energetischen Psychologie, die oft bei Ängsten wie Flugangst verwendet wird) bis hin zu Heilern. Es wurde alles immer schlimmer, bis ich nach Wochen des Kampfes zusammenbrach und freiwillig eine Krisenstation aufsuchte. Krisenstationen sind Spezialstationen für Menschen, die in akute Krisen geraten sind und diese nicht mehr allein bewältigen können. Diese Stationen nehmen (in Deutschland) den Betroffenen meist bis zu zwei Wochen auf, um ihn erst einmal zu stabilisieren und zu schauen, wie es weitergeht. Krise wird hier auch als Chance begriffen. Darüber hinaus kann sich der Betroffene mit anderen Menschen austauschen, die gerade in eine Krise geraten sind. Krisenstationen sind vor allem in Großstädten zu finden.

In der Krisenstation konnte mir zwar auch keiner helfen, aber ich hatte Raum, um zu mir zu kommen. Und fand langsam wieder Zugang zu meinem Glauben. Ich fühlte mich nicht mehr ausschließlich von Gott verlassen, hatte nicht mehr dauerhaft den Eindruck, meine Anbindung und Spiritualität seien vollständig verloren gegangen. Ich hörte auch zum ersten Mal etwas zum Thema Trauma.

Leider konnte ich auf der Krisenstation nicht bleiben. Es folgten mehrere Klinikaufenthalte, ich lebte bei Freunden, in einem spirituellen Zentrum im Grünen in Hessen, wo ich überhaupt erstmals wieder allein schlafen konnte. Es war eine jahrelange, dramatische Odyssee, in deren Verlauf ich Mühe hatte, die Hoffnung nicht aufzugeben. Ich arbeitete in meinen schlimmsten Zeiten selbstfinanziert viermal pro Woche mit EMDR (Eye Movement Desensitization and Reprocessing – Desensibilisierung und Verarbeitung durch Augenbewegung; mehr dazu finden Sie unter »Traumatherapien und ihre Wirksamkeit« in Teil II). Diese psychotraumatologische Behandlungsmethode ist nur leider bei einer Retraumatisierung nicht das Mittel der Wahl, was weder ich noch der behandelnde Traumatherapeut wusste.

Ich wünschte mir so sehr Heilung! Ich hoffte auf die richtige Hilfe und Unterstützung, und die kam auch, wenn auch nicht mit einer sofortigen Erlösung von meiner Symptomatik, so, wie ich es mir gewünscht hätte, aber doch in kleinen Schritten – es gab die nächste Adresse, das nächste Buch, den nächsten Menschen, die mich ein kleines Stück voranbringen konnten!

Ich hatte meine alte Wohnung aufgelöst, da in meinem dortigen Praxisraum die Retraumatisierung stattgefunden hatte. Ich konnte dort nicht mehr wohnen, weil ich dort zu sehr an die schreckliche Aufstellung mit ihren Folgen erinnert wurde. So war es ein großer Schritt, im Dezember 2009 erstmals wieder in ein eigenes Zuhause zu ziehen, in eine WG in Berlins grünem Süden. Nun hatte ich endlich wieder einen festen Ort für mich und meine Kinder. Ich baute langsam alles wieder auf, auch meine Praxis. Ich erlernte als weitere Heilmethode »Thetahealing«, über die ich 2012 mein erstes Buch mit dem Titel *Theta-Balance* schreiben durfte, damals noch erschienen unter meinem Mädchennamen Christine Lemmrich. Das war ein großer Erfolg für mich!

Meine Suche hörte nicht auf. Mir war klar, dass es noch mehr geben musste als das Leid, das ich erfahren hatte: etwas Tieferes, Wahrhaftigeres. So lernte ich Ende 2009, parallel zu meiner Ausbildung in Thetahealing, den Psychotherapeuten und spirituellen Lehrer Christian Meyer kennen. Christian war das, was man heute aufgewacht nennt und früher erleuchtet nannte. Er befand sich in einem Zustand fortwährender Stille, Liebe und Freude und hatte sehr gute Methoden entwickelt, um auch anderen Menschen dieses »Aufwachen« zu ermöglichen. Da wollte ich hin! Ich wollte »aufwachen«! Zum einen spürte ich, dass das mein wahrer Seinszustand ist, meine wahre Essenz, zum anderen erhoffte ich mir dadurch die Erlösung von allem Leid. So wurde ich Christians Schülerin und machte bei ihm meine Ausbildung in »Tiefenpsychologisch fundierter und existenziell orientierter Psychotherapie« – einer Psychotherapieform für Menschen in existenziellen und spirituellen Krisen. Meine Lehrzeit bei ihm möchte ich nicht missen. Ich habe viel gelernt und bin Christian zu tiefstem Dank verpflichtet. Dennoch kam ich auch hier an meine Grenzen. Ich erreichte zwar immer wieder tiefere Seinszustände wie Stille und Weite, erlebte dann aber ein unangenehmes Abgleiten in die Dissoziation, aus der ich dann nur schwer wieder herausfand.

Etwa zum gleichen Zeitpunkt fing ich an, mich mit »Somatic Experiencing«, einer körperorientierten Form der Traumaverarbeitung, zu beschäftigen. Ich kannte mittlerweile quasi alle Methoden, die auf dem Markt waren, und hatte auch alle ausprobiert. Nur auf Somatic Experiencing®, welches mir Jahre der Qualen und der Suche hätte ersparen können, stieß ich leider erst sehr spät, zu einem Zeitpunkt, zu dem ich im Grunde bereits durch die Retraumatisierung mit all ihren Symptomen gegangen war. Trotzdem fing mit Somatic Experiencing® die eigentliche Arbeit erst an. Denn nur weil meine massiven Symptome aus der Phase der Retraumatisierung weg waren, hieß das ja nicht, dass meine Traumata geheilt gewesen wären. Ich verstand erst durch meine eigenen Sitzungen in Somatic Experiencing® und durch meine spätere dreijährige Ausbildung in der Methode, wie traumatisiert ich überhaupt war und was das bedeutete. Auf einmal erkannte ich die Logik hinter meinen Symptomen, konnte diese einordnen. Zu verstehen, dass Angstzustände eben nicht vom Himmel fallen, sondern vor allem durch eine hohe Erregung des sympathischen Nervensystems zustande kommen, war für mich extrem heilsam. Damit lag nämlich die Lösung auf der Hand, denn wenn es mir gelingt, diese hohe sympathische Erregung zu entladen, dann gibt es schlichtweg keine Angstzustände mehr! Mehr dazu finden Sie unter »Die Neurobiologie des Traumas«.

Durch meine Beschäftigung mit Somatic Experiencing® und der Erkenntnis, wie das Nervensystem neurobiologisch funktioniert, fand ich auch Antwort auf die Frage, warum ich beim »Aufwachen« immer wieder von der Stille in die Dissoziation gefallen war. Außerdem half mir der Austausch mit spirituellen Lehrern und Traumatherapeuten, die sich mit dem »Aufwachen« beschäftigt hatten. Da das »Aufwachen« für viele spirituell Suchende hochinteressant ist und Trauma sogar ein Tor zum Aufwachen sein kann, ist dieser Themenkreis als **Teil IV – (Re-)Traumatisierung als Tor zum Aufwachen** in dieses Buch eingegangen.

Da durch mein Buch *Theta-Balance* auffällig viele traumatisierte Menschen zu mir kamen, und ich mich von 2012 an auch in Somatic Experiencing® ausbilden ließ, beschloss ich, mich ganz auf das Thema Trauma zu spezialisieren. Ich fing an, Artikel darüber zu schreiben, und bemerkte so langsam, dass ich schreiben konnte. Es folgten weitere Aus- und Fortbildungen: bei Dr. Peter Levine, dem Begründer von Somatic Experiencing®, in der Schweiz, bei Lydia Hantke in Traumafachberatung und -pädagogik, bei der renommierten Traumaforscherin und Autorin Michaela Huber, in EMDR, in TRIMB (Behutsame Traumaintegration mittels Atmung, Bewegung und Imagination) bei Ellen Stangenberg, im »Traumasensitiven Yoga« bei Dagmar Härle, bei Marianne Bentzen und und und. Beschreitet man diesen Weg, dann gibt es immer mehr zu lernen. Es hört nie auf, und das ist auch gut so. Langsam, nach und nach, durfte ich von einer Betroffenen zur Expertin werden. Und so gehe ich meinen Weg weiter als Mensch, Frau, Traumatherapeutin und Forscherin!

Ich denke, dass ich Ihnen mit meiner persönlichen Geschichte schon sehr nachdrücklich vermitteln konnte, wie eine Retraumatisierung aussehen kann. Und genau deshalb habe ich sie aufgeschrieben, auch wenn ich mich damit sehr offenlege. Und ich will Ihnen natürlich auch Mut machen, dass Sie wieder aus Ihrer Retraumatisierung oder Traumatisierung herausfinden werden, genau wie ich. Nachfolgend möchte ich mit Ihnen zusammen die theoretischen und neurobiologischen Hintergründe, die Unterschiede zwischen einer Traumatisierung und einer Retraumatisierung genauer erforschen.

Kapitel 2
Traumatisierung – die Wunde entsteht

Was ist nun ein Trauma? Das Wort »Trauma« kommt aus dem Griechischen und heißt Wunde. Das bedeutet also, dass wir uns, wenn wir von einem Trauma sprechen, eine Wunde zugezogen haben. Wunden können größer und kleiner sein, sie können schmerzen, vernarben und heilen. Sie können nur den kleinen Finger betreffen oder den gesamten Körper. Dementsprechend kann uns diese Wunde ein wenig einschränken oder nur ab und an schmerzen oder unseren Körper ganz und gar bewegungsunfähig machen. So ist es auch bei einem psychischen Trauma.

Eine psychische Wunde, ein Trauma, kann durch ein einmaliges Ereignis verursacht worden sein, man spricht hier von einem Mono- oder auch Schocktrauma. Oder durch mehrere und länger andauernde Ereignisse. Diese nennt man komplexe Traumatisierungen. Zu ihnen zählt auch das Entwicklungstrauma.

Bevor ich auf die neurobiologischen Hintergründe einer Traumatisierung eingehe, möchte ich Ihnen zunächst die Unterschiede zwischen einem Monotrauma und einer komplexen Traumatisierung erläutern.

Monotrauma

Ein Mono- oder Schocktrauma wird durch ein einmaliges, unerwartetes und kurz andauerndes traumatisches Ereignis verursacht.

Für ein Monotrauma kann es ganz unterschiedliche Auslöser geben, von denen ich nun einige typische vorstelle.

Unfall

In meine Praxis kommt eine sehr erfolgreiche Psychologin nach einem schweren Verkehrsunfall mit Hubschraubereinsatz und OPs. Sie beschreibt den Unfall und die Versorgung danach nicht als traumatisierend, erklärt aber, dass sie seitdem Schulterprobleme hat. Physiotherapie hilft ihr nicht weiter. Deshalb kommt sie zu mir. Als wir zusammen arbeiten, wird deutlich, dass in der Schulter ein nicht vollendeter Bewegungsimpuls steckt. Während des Unfalls fuhr das andere Auto frontal auf sie zu, daraufhin wollte sich ihr Arm nach vorne bewegen, um sie intuitiv vor dem Zusammenstoß zu schützen. Da in diesem Moment der Airbag aufging und die Armbewegung stoppte, blieb diese gewissermaßen im Körper stecken und konnte nicht vollendet werden. Genau das wird in der körperorientierten Traumatherapie gemacht – die nicht vollendete Bewegung wird zum Abschluss gebracht. Danach war die Klientin beschwerdefrei.

Wichtig ist hier: Nicht jeder Unfall ist traumatisierend. Wie wir in »Die Neurobiologie des Traumas« noch sehen werden, sind unser Gehirn und unser Nervensystem prinzipiell zunächst einmal in der Lage, belastende Ereignisse zu verarbeiten.

Chirurgischer Eingriff

Und auch hier gilt: Nicht jede OP muss traumatisierend sein. Früher wurden Narkosemittel eingesetzt, die per se häufig schon traumatisierend wirkten. Heute wird vor allem mit dem Narkosemittel Propofol gearbeitet, das als sehr gut verträglich gilt. Die Patienten schildern das Einschlafen und Aufwachen als sehr angenehm. Genau diese Übergänge sind sehr wichtig. So müssen die Operierten nicht zu lange in beängstigenden Zwischenzuständen des Bewusstseins verharren. Eine OP kann dann traumatisierend sein, wenn sie nicht gut vorbereitet werden konnte, wie das beispielsweise bei einer Notfall-OP der Fall ist, und kann schon deshalb stark angstauslösend sein. Das heißt, der Betroffene hat keine Zeit, sich adäquat auf die OP vorzubereiten. Belastend kommt vielleicht noch eine drohende Lebensgefahr hinzu. Oder es fanden in der Vergangenheit schon mehrere OPs statt, die einen ungünstigen Verlauf nahmen. So habe ich zum Beispiel eine Klientin, die während einer OP aufgewacht ist und sich nicht äußern konnte.

Sollten Sie in nächster Zeit eine OP vor sich haben, dann sorgen Sie dafür, dass Sie ausreichend Zeit haben, mit dem operierenden Arzt zu sprechen und ihre Ängste zu äußern. In Berlin gibt es dazu im Krankenhaus Waldfriede das interdisziplinäre Konzept des angstfreien Krankenhauses. Hier können Menschen, die kurz vor einer OP stehen, mit Ärzten, Pflegekräften, Psychologen, dem Seelsorger und dem Sozialdienst ganz genau ihre Ängste besprechen. Darüber hinaus dürfen sie im Vorfeld den OP-Saal und die Intensivstation besuchen.

Genauso haben Sie ein Recht darauf, die Pflegeperson zu bitten, am OP-Tisch Ihre Hand zu halten und mit Ihnen zu sprechen, denn das kann eine Traumatisierung verhindern!

Sozialer Kontakt, Menschen, die uns trösten, anschauen oder halten – all dies kann eine Traumatisierung verhindern. Das kann im Vorfeld eines potenziell belastenden Ereignisses wichtig sein, beispielsweise vor oder nach einer geplanten OP.

So habe ich erlebt, dass es im Virchow-Klinikum der Charité Berlin selbstverständlich war, dass ich einem Familienangehörigen nach einer lebensgefährlichen OP auf der Intensivstation beim Aufwachen aus der Narkose die Hand halten durfte. Ich bin mir bis heute sicher, dass das eine Traumatisierung verhindert hat, denn das Umfeld voller piepsender Geräte und stöhnender Menschen und die OP selbst waren nicht schön.

Nahtoderfahrung

Laut dem Netzwerk Nahtoderfahrung e. V., einem Verein, der das Phänomen des Nahtods erforscht, haben mindestens vier Millionen Deutsche nach einem Unfall, einer schweren Krankheit oder Geburt oder einem anderen außergewöhnlichen Erlebnis bereits einmal in ihrem Leben eine Nahtoderfahrung gemacht. In meiner Praxis erlebe ich dabei zwei Phänomene:

Die *positive Nahtoderfahrung* ist oftmals gekennzeichnet durch wunderschöne Lichterfahrungen, oft auch nach dem Ende eines Tunnels, durch den als reell erlebten Kontakt mit Engeln und Verstorbenen und durch starke Glücksgefühle. Oft wird eine außerkörperliche Erfahrung beschrieben, ein Schweben und ein Betrachten des eigenen Körpers und des Tuns der Ärzte von außen. Manche berichten auch von einer Art Lebensrückblick. Viele verlieren durch diese Erfahrung ihre Angst vor dem Tod und verändern ihr Leben. Bei Etlichen gibt es sogar eine große Enttäuschung darüber, wieder in den Körper zurückzumüssen, haben sie doch tiefe Seinszustände von Liebe und Glückseligkeit erfahren – aus meiner Sicht also unser wahres Sein. Traumatherapie ist genau dann notwendig, wenn diese Erfahrung nicht verarbeitet und in das eigene Leben integriert wird, wenn es also quasi einen permanenten Zug in Richtung Tod gibt, um diese Lichterfahrung noch einmal zu machen. Zum Vergleich: Wer einmal Champagner gekostet hat, möchte danach auch keinen Sekt mehr trinken. Sprich: Das Leben auf der Erde wird dann als eingeengt, begrenzt und leidvoll empfunden. Ich helfe hier Menschen nicht nur durch die Traumaverarbeitung, sondern auch dadurch, dass ich ihnen spirituelle Wege aufzeige, wie sie den erlebten Seinszustand von Frieden, Stille, Liebe und Glückseligkeit auch hier auf der Erde erreichen können. Mehr dazu erfahren Sie in Teil IV – (Re-)Traumatisierung als Tor zum Aufwachen.

Genauso wie die positive Nahtoderfahrung gibt es leider auch die *negative Nahtoderfahrung*. Laut dem renommierten Kardiologen und Nahtodforscher Pim van Lommel sind zwei Prozent der Nahtoderfahrungen negativ. Die Betroffenen beschreiben hier oft das Erleben eines toten und dunklen Raumes. Sie sind voller Angst und Hoffnungslosigkeit. Dass diese Erfahrung traumatisierend ist, kann man sich wohl vorstellen.

Pim van Lommel beschreibt selbst die positiven Nahtoderfahrungen als Trauma. Mehr dazu finden Sie in seinem Bestseller *Endloses Bewusstsein – neue medizinische Fakten zur Nahtoderfahrung*. Ein weiteres tolles Buch, das ich Ihnen ans Herz legen möchte, stammt von Sabine Mehne. In ihrer Biografie *Licht ohne Schatten* beschreibt sie, wie ihre positive Nahtoderfahrung ihr Leben völlig veränderte und sie Jahre brauchte, um diese Erfahrung zu integrieren.

Schwerer Sturz

Ein schwerer Sturz, zum Beispiel von der Treppe, kann traumatisierend sein, muss es aber nicht. Wichtig ist: Wenn ich nach einem ersten Sturz feststelle, dass ich immer wieder völlig unerklärlich aus heiterem Himmel stürze, dann ist das kein Pech, sondern dann versucht mein Körper immer wieder, den ersten, ursprünglichen Sturz, der nicht verarbeitet werden konnte, zu vollenden und zu verarbeiten. Das tut er, indem er den Körper immer wieder stürzen lässt. In der Traumatherapie wird das dann tatsächlich sichtbar, zum Beispiel, wenn der Körper des Klienten sich zur Seite neigt und er geradezu vom Stuhl fallen will. Als Therapeutin unterstütze ich den Klienten und sein Nervensystem, indem ich ihn halte und darauf achte, dass sein Körper diesmal ganz, ganz langsam stürzen kann, ein wenig wie in Zeitlupe. Ich sorge damit dafür, dass das Nervensystem jetzt wirklich Zeit hat, zu verarbeiten, und dass alle in der Traumatisierung nicht abgeschlossenen Impulse jetzt zu Ende gebracht werden. Das kann dann so aussehen, dass der Betroffene sich vielleicht erst einmal ganz langsam im Liegen orientieren muss oder dass er sich vielleicht auf dem Boden auszittert.

Die meisten von uns haben es als Kind erlebt: einen Fahrradsturz. Und Sie werden mir zustimmen, dass dieser meist glimpflich abgelaufen ist, Sie nicht geschädigt hat und zu einer normalen Kindheit fast dazugehört. Das ist richtig. Anders ist es bei folgendem Beispiel, das zeigt, dass ein Sturz nicht unbedingt schwer sein muss, um traumatisierend zu sein:

Ein kleiner Junge stürzt mit seinem Fahrrad und schlägt sich die Knie auf. Es ist weit und breit kein Erwachsener zu sehen, der im aufhilft und ein tröstendes Wort spricht, vielleicht sogar anbietet, ihn nach Hause zu bringen. Im Gegenteil: Er humpelt nach Hause und trifft dort auf seine Mutter, die ihn nicht tröstet, sondern für seinen Sturz noch beschimpft. Dann kann solch ein kleiner Sturz traumatisierend sein! Hier sind also vor allem die Reaktion der Mutter und die fehlende menschliche Unterstützung und Wärme der Auslöser für die Traumatisierung.

Medizinische Behandlung

Der Klassiker ist hier sicherlich die Zahnarztbehandlung, während der Behandlungsfehler gemacht wurden oder starke Schmerzen entstanden. Meist hat der Betroffene dann vor jedem weiteren Zahnarztbesuch große Angst. Und oft ist es so, dass es selbst nach einem Zahnarztwechsel wieder zu einer Fehlbehandlung kommt. So gibt es Menschen, die von einer ganzen Reihe beängstigender Zahnarzterlebnisse berichten können. Wie kann das sein? Auch hier gibt es die Möglichkeit, dass die erste traumatisch erlebte Zahnarztbehandlung alle weiteren bedingt. Das bedeutet nicht unbedingt, dass nur Sie immer wieder einen inkompetenten Zahnarzt erwischen, sondern vielmehr, dass – wie bei den Stürzen aufgezeigt – Ihr Nervensystem versucht, die ursächliche, als traumatisch erlebte Zahnarztbehandlung zu verarbeiten, indem es immer wieder ähnliche Situationen erschafft. Um diesen schmerzvollen Kreislauf zu unterbrechen, sollten Sie unbedingt Traumatherapie machen und den Erstauslöser verarbeiten!

Naturkatastrophen wie Erdbeben und Tsunami

Traumata müssen nicht immer menschengemacht sein, sondern können auch durch Naturkatastrophen wie den schrecklichen und völlig unerwarteten Tsunami an Weihnachten 2004 in Thailand hervorgerufen werden. Aufgrund des Klimawandels ist es zu erwarten, dass Naturkatastrophen wie Überschwemmungen, Erdbeben etc. und damit auch die dadurch ausgelösten Traumatisierungen zunehmen.

Eine einzige Gewalterfahrung

Das kann ein Überfall sein, die Erfahrung, zusammengeschlagen worden zu sein. Das kann eine Vergewaltigung sein oder eine Entführung. Das Gefühl des Ausgeliefertseins oder der Ohnmacht ist hier ganz typisch.

Wohnungseinbruch

Selbst Wohnungseinbrüche können sich traumatisierend auswirken, auch dann, wenn der Wohnungsbesitzer zum Zeitpunkt des Einbruchs nicht zu Hause war. Schließlich geht es um den eigenen Schutzraum, den Ort, an dem man sich am wohlsten und sichersten fühlt. Mit einem Einbruch wird dem Betroffenen sein Schutzraum genommen. Die verlorene Sicherheit muss erst wieder aufgebaut werden. Dazu sind sicher ganz praktische Maßnahmen wie eine Alarmanlage oder ein besseres Türschloss nötig. Vielen hilft auch das Anschaffen eines Hundes. Traumatherapie ist dann nötig, wenn man sich auch Monate nach dem Wohnungseinbruch noch unsicher und ängstlich in seiner Wohnung fühlt und anfängt, diese zu meiden.

Terroranschlag

Die Gefahr von Terroranschlägen ist allgegenwärtig, denken wir nur an den Anschlag auf das World Trade Center am 11. September 2001 oder an den Anschlag auf den Berliner Weihnachtsmarkt am 19. Dezember 2016. Um langfristige Traumatisierungen zu verhindern, ist es ganz wichtig, dass Terroropfer frühzeitig professionelle und vor allem zutiefst menschliche Hilfe und Unterstützung bekommen. Wir erinnern uns, und dadurch kann eine Traumatisierung verhindert werden. Dazu wurde in Berlin im Jahr 2018 beispielsweise die »Zentrale Anlaufstelle für Betroffene von Terroranschlägen und Großschadensereignissen und deren Angehörige« eingerichtet.

Ein Monotrauma ist ein einzelnes Trauma, das häufig in wenigen Stunden Traumatherapie verarbeitet werden kann.

Komplexe Traumatisierung

Bei komplexen Traumatisierungen handelt es sich um eine Reihe von traumatischen Erfahrungen. Sie sind häufig lang andauernd oder wiederholen sich.

Diese Art der Traumatisierung ist also immer das Ergebnis mehrerer Traumata.

Eine meiner Klientinnen wurde in ein Elternhaus geboren, in dem beide Elternteile nicht wirklich präsent waren. Die Mutter war depressiv. Sie hatte Schwierigkeiten, mit ihrer Tochter in Kontakt zu treten, und zog sich oft in sich zurück. Dann war sie wieder lieb und bekuschelte sie. Das Kind wusste also nie, woran es war. Der Vater war meist in der Firma. In den seltenen Momenten, in denen er zu Hause war, trank er zu viel und wurde gegenüber seiner Ehefrau und dem Kind aggressiv. Als das Kind drei Jahre alt war, folgte ein mehrere Jahre andauernder sexueller Missbrauch durch einen Verwandten. Mit zehn Jahren hatte das Kind einen Skiunfall, musste notoperiert werden und verblieb, wie in den 1980er-Jahren noch üblich, zwei Wochen ohne Kontakt zu den Eltern im Krankenhaus.

Komplexe Traumatisierungen sind, wie dieses Beispiel zeigt, häufig als Lebensthema zu betrachten, mit dem der Betroffene arbeiten muss. Das heißt, er kann ein gutes, gesundes und erfolgreiches Leben führen, und doch wird er unter Umständen über mehrere Jahre an seinen Traumatisierungen arbeiten müssen. So kann es nach einer intensiven Traumatherapiephase erst einmal eine Therapiepause geben, und doch wird der Betroffene im Laufe seines Lebens vielleicht immer mal wieder Sitzungen machen müssen. Ich vergleiche das gerne mit Menschen mit Diabetes. Auch diese haben sich die Erkrankung nicht ausgesucht, sondern müssen mit ihr zurechtkommen und sich häufig ein Leben lang spritzen. So ist es mit einer komplexen Traumatisierung.

Man kann als komplex traumatisierter Mensch ein gutes Leben haben, und doch wird man immer wieder an sich arbeiten müssen. Vielleicht hat man damit zu tun, dass man nur wenig fühlt, abgestumpft ist und mühsam lernen muss, mehr zu fühlen. Vielleicht ist man aber auch empfindsamer und zarter als ein Mensch ohne Traumatisierung. Diese Empfindsamkeit und Zartheit kann trotz Traumatherapie ein Leben lang bestehen bleiben.

Entwicklungstrauma

Zu den komplexen Traumatisierungen gehört auch das sogenannte Entwicklungstrauma, auch Bindungstrauma genannt. Ein Entwicklungstrauma entsteht durch frühe Verletzungen in der Kindheit. Es kann verschiedene Gesichter und Ursachen haben, von denen ich im Folgenden einige typische nenne.

»Brutkastenkinder«

In den 1970er- und 1980er-Jahren lagen Frühchen oft mehrere Wochen im Brutkasten und wurden nur medizinisch versorgt, ernährt und ansonsten sich selbst überlassen. In den 1970er-Jahren galt sogar die Vermutung, dass Babys in diesem Alter kein Schmerzempfinden haben. Entsprechend wurde mit ihnen umgegangen. Es kann sich wohl jeder vorstellen, wie grauenvoll das für die Kleinen war. Heute ist es wissenschaftlich erwiesen, dass sich dadurch bei diesen Kindern bestimmte Hirnareale anders entwickelt haben und sie auch als Erwachsene ein anderes, nämlich stärkeres Schmerzempfinden haben als Menschen, die diese Erfahrung nicht machen mussten.

Die Brutkastenkinder der 1970er- und 1980er-Jahre mussten also die lebensprägende Erfahrung von absolutem Alleinsein und starker existenzieller Angst machen – eine Erfahrung, die sie für immer prägen sollte und bei vielen im späteren Leben zu Bindungsproblemen, insbesondere in Partnerschaften, führte. Mehr zu den neurobiologischen Auswirkungen auf das Nervensystem finden Sie unter »Warum die pränatale Zeit, die Geburt und die ersten drei Lebensmonate so wichtig sind«.

Zum Glück ist es heute anders, heute muss man nicht zwingend davon ausgehen, dass eine Brutkastenerfahrung für das Kind traumatisch ist. Die Frühchen liegen heute beim »Kangarooing« immer wieder für eine oder mehrere Stunden auf dem nackten Oberkörper von Mutter oder Vater. Sie hören den aus dem Mutterleib vertrauten Herzschlag ihrer Mama und erfahren ihren Geruch. So erleben sie Schutz, Halt, Wärme, Kontakt und eben Bindung. Ihr Nervensystem lernt wunderbar, zu entspannen. Dadurch können die Kleinen viel besser gedeihen und gesunden. Sie sind stressresistenter als Frühchen ohne Kangarooing. Ihre Überlebensrate ist durch das Kangarooing signifikant gestiegen.

Mangel an Liebe und Fürsorge

Es gibt Menschen, die als Kinder durch die Eltern nicht genug Liebe, Fürsorge und Bindung bekamen. Berichten Klienten, dass zu Hause nie gekuschelt wurde, dann weiß ich: Es liegt ein Entwicklungstrauma vor. Hierzu gehören auch die Vernachlässigung wie das Schreienlassen von Babys, das lange Zeit üblich war, und das Wegsperren von Kindern in einen separaten Raum. Selbst gebildete Eltern hielten es in den 1970er-Jahren für normal, ihr Kind auch im Kleinkindalter nachts allein zu lassen und auszugehen – etwas, das heute undenkbar wäre. Auch Kinder, die kaum Ansprache erhalten oder immer wieder nicht beachtet werden, fallen in diese Kategorie.

Eine Vernachlässigung, die heute stark verbreitet ist, ist das stundenlange Beschäftigen der Kinder mit Medien wie Handys, Computern und Fernsehen. Ich kann so meine Kinder wunderbar entsorgen und habe als Elternteil meine Ruhe. Auf diese Weise ziehe ich Kinder heran, die sich nicht spüren, nicht in Kontakt gehen, dissoziieren, sich nicht lange konzentrieren können und ein Gehirn entwickeln, das immer wieder Belohnung braucht, möglichst ohne zu viel dafür zu tun. Diese Kinder werden in Zukunft ganze Wartezimmer von Psychotherapeuten füllen, eben weil sie mit Defiziten in Konzentration, Aufmerksamkeit, Orientierung und eben auch Bindung zu kämpfen haben.

Laut Porges, dem Begründer der Polyvagaltheorie, können bei Kindern mit solchen Defiziten die für soziales Verhalten notwendigen neuronalen Schaltkreise nicht ausreichend trainiert werden. Wohlgemerkt spreche ich hier natürlich nicht von durch die Eltern begleitetem, reflektiertem und zeitlich begrenztem Medienkonsum.

Fehlen von Bezugspersonen

Auch das frühe Entfernen der Kinder von ihren Bezugspersonen durch Krankenhausaufenthalte in den ersten Lebensjahren ohne Elternkontakt oder durch Kinderkrippen wie in der ehemaligen DDR kann zum Entwicklungstrauma führen. So berichtete mir eine Kollegin, dass ihre ostdeutschen Klienten und Klientinnen, die früh in der Krippe waren, ein ganz anderes Bedürfnis nach Körperkontakt haben als Klienten ohne diese Erfahrung.

Sexueller Missbrauch/Gewalterfahrungen

Sexueller Missbrauch und/oder Gewalterfahrungen mit einem Elternteil oder nahen Verwandten über einen längeren Zeitraum führen selbstverständlich auch immer zu einem Entwicklungstrauma. Das ist insbesondere dann dramatisch, wenn die Übergriffe durch einen nahen Verwandten wie den Vater entstehen. Das Kind kann nicht einordnen und verstehen, wie ein Mensch, den es liebt und der ihm gegenüber vielleicht auch liebevolle Seiten zeigt, auch diese andere, dunkle Seite haben kann. Beim Kind kommt es dadurch zu einer starken Verwirrung. Es glaubt seiner eigenen Wahrnehmung nicht mehr und sucht die Schuld für den sexuellen Missbrauch bei sich.

> Damit ein Kind sich entwickeln kann, braucht es die Eltern und hier vor allem Kontakt, insbesondere Körperkontakt. Das Kind erfährt und lernt durch den Kontakt mit ihnen und durch ihre Reaktionen, wer es ist. Durch Blickkontakt und Gehaltenwerden erfährt es sich und seinen Körper und dessen Grenzen, seinen eigenen Raum und entwickelt so sein eigenes Selbst. Im besten Fall erlebt das Kind so, dass es liebenswert und richtig ist, so wie es ist.

Nun haben Sie einen ersten Überblick darüber, welche Kategorien von Trauma es gibt. Im Folgenden erläutere ich die wichtigsten neurobiologischen Hintergründe.

Neurobiologie des Traumas

Bei einem Trauma kommt es meistens zu einem *Verlust*

- von Integrität des Selbst – ich kann nicht mehr meiner eigenen Wahrheit und meinen eigenen Werten folgen;
- von innerer Elastizität und Beweglichkeit – ich habe keine Wahlmöglichkeiten mehr, sondern agiere traumabestimmt, in einem engen Verhaltenskorsett. So kann ich beispielsweise nicht mehr frei entscheiden, wo und wie ich lebe, ob ich reise, sondern ich bin quasi durch das Trauma fremdbestimmt und traue mich vieles nicht mehr;

- eines Gefühls der Sicherheit – mein inneres Sicherheitsgefühl ist abhandengekommen, demnach fühle ich mich auch an vielen Orten im Außen unsicher;
- von Vertrauen – ich vertraue mir selbst, meiner Wahrnehmung und Intuition genauso wie anderen Menschen und dem Leben als solchem nicht mehr;
- von Grenzen – Trauma durchbricht immer die eigenen Grenzen. So haben beispielsweise Menschen, die gemobbt werden, immer traumabedingte Grenzdurchbrüche, meist aus der Kindheit, und Täter spüren das. Baue ich in der Traumatherapie wieder stabile Grenzen auf, dann hört das Mobbing meist auf;
- von Orientierung in Raum und Zeit – normalerweise ordnet unser Gehirn alles Erlebte ein wie in eine große Bibliothek und legt es dort ab. Die Bibliothek unseres Gehirns ist der Neocortex, die sogenannte Großhirnrinde. So wissen Sie zum Beispiel: Ach ja, im Sommerurlaub 2012 waren wir in Italien. Bei einer Traumatisierung ist das Gegenteil der Fall. Das traumatische Ereignis kann emotional nicht in der Vergangenheit abgelegt werden, sondern bleibt »bezugslos« im Jetzt. Damit kann es jederzeit mit allen dazugehörigen körperlichen Traumareaktionen und Gefühlen reaktiviert werden. Dafür reichen ganz unterschiedliche Auslösereize, die in irgendeiner Form mit dem Ursachetrauma verbunden sind;
- von Kontrolle – eine Traumatisierung ist immer mit einem Kontrollverlust verbunden;
- einer Verbindung zu sich selbst, anderen, dem Planeten und Gott – ich fühle mich unverbunden. Zwischen mir und anderen spüre ich vielleicht eine Mauer oder eine Glaswand oder Ähnliches. Es kann aber auch viel subtiler sein. So spüre ich vielleicht meinen Liebsten nicht mehr und denke, er ist nicht mehr in Kontakt mit mir, und gerate darüber in Panik. Oft bin ich es aber selbst, die den Kontakt verloren hat, und der andere ist immer noch völlig präsent und in seiner Liebe für mich da. Wenn es früher eine Verbindung zu Gott gegeben hat, kann es auch sein, dass da jetzt nur noch Schwärze und Leere ist. Das macht große Angst, denn so fehlt mir der eigene innere Kompass.

Bei einem Trauma gibt es meist eine *Erfahrung* von

- überwältigender Angst,
- Ohnmacht,
- Kraftlosigkeit,
- Hilflosigkeit,
- Unzulänglichkeit,
- drohendem Tod als Gefühl,
- Erschöpfung,
- Zusammenziehen,
- Spannungsmustern – zum Beispiel im Schultern-Nacken-Bereich,
- Fixiertheit/Erstarrung.

Laut Peter A. Levine, einem der bekanntesten Traumaexperten und dem Begründer von Somatic Experiencing®, lässt sich das Phänomen Trauma nicht wirklich konkret definieren. Er geht davon aus, dass ein Trauma durch Ereignisse verursacht wird, die für den betreffenden Menschen großen Stress erzeugen. Dieses Ereignis bewegt sich oft außerhalb normaler menschlicher Erfahrungen.

Generell entsteht ein Trauma immer aus einem Ereignis, welches »zu schnell und zu viel« ist und dementsprechend vom Nervensystem nicht verarbeitet werden kann.

Dieses »zu schnell und zu viel« verdeutlicht das folgende Beispiel.

Ein Mann fährt in seinem Auto und fühlt sich sicher. Völlig unerwartet, fährt ein anderes Auto mit großer Wucht von hinten auf. Der Mann wird nach vorne geschleudert, sein Gurt hält ihn zum Glück zurück, und er erleidet ein Schleudertrauma. Der Betroffene hatte demnach keine Zeit, sich zu orientieren, die Gefahr wahrzunehmen, einzuordnen und angemessen darauf zu reagieren.

Dieser Unfall ist ein Ereignis, welches »zu schnell und zu viel« ist und aus dem eine Traumatisierung entstehen kann. Nun ist nicht jeder Autounfall traumatisierend, denn unser Nervensystem ist prinzipiell so aufgebaut, dass es hohen Stress verarbeiten kann. Das schauen wir uns jetzt genauer an.

Unser Nervensystem

Das autonome Nervensystem teilt sich in zwei Zweige – den *Sympathikus* und den *Parasympathikus*.

Der Sympathikus versetzt unseren Körper in die Lage, zu handeln.

Bei Gefahr macht der Sympathikus unseren Körper reaktionsbereit, indem er den Herzschlag, die Atmung und den Blutdruck erhöht, die Blutgefäße verengt und das Blut von den äußeren Hautschichten wegleitet, um eventuellen Verletzungen vorzubeugen. Außerdem zieht er das Blut vom Verdauungssystem ab und pumpt es in die Muskeln, damit wir schneller kämpfen oder fliehen können. Des Weiteren sorgt er dafür, dass sich unsere Augen schärfen, damit wir die Gefahr besser sehen können; sichtbar wird das durch erweiterte Pupillen. Bleiben traumatisierte Menschen in einer hohen sympathischen Erregung stecken, dann zeigt sich das häufig durch ständig kalte Hände und Füße und eine erhöhte Muskelanspannung.

Der Parasympathikus hilft uns beim Beruhigen, sodass wir uns nach Stress wieder entspannen und ausruhen können.

Das zeigt sich, in dem die Muskelanspannung nachlässt, der Puls wieder langsamer wird, der Blutdruck sinkt und unsere Haut wieder warm wird und Farbe bekommt. Die Atmung wird wieder ruhiger und tiefer, die Verdauung wird unterstützt.

Das Wissen um Sympathikus und Parasympathikus ist also ganz zentral, um die Funktionsweise unseres Nervensystems zu verstehen. Wie beide Zweige des autonomen Nervensystems in einer stressigen Situation reagieren, schauen wir uns im nächsten Beispiel an.

Ich stehe am Zebrastreifen, schaue nach rechts, schaue nach links, sehe kein Auto und denke, nun könne ich die Straße überqueren. Auf einmal stoppt ein Auto mit quietschenden Bremsen kurz vor mir. Ich erschrecke mich und orientiere mich zu dem Geräusch hin. Mein Körper reagiert mit erhöhtem Herzschlag, meine Atmung wird schneller, vielleicht bin ich sogar zittrig, alles Zeichen für eine erhöhte sympathische Erregung des Nervensystems. Im Idealfall schaltet sich wenig später der Parasympathikus ein, bremst meine hohe Erregung ab und sorgt dafür, dass ich wieder etwas ruhiger werde, überlegen und handeln kann und so weiter über den Zebrastreifen auf die nächste Straßenseite gehe. Nach einer halben Stunde hat mich der parasympathische Zweig meines Nervensystems so weit reguliert, dass ich wieder ruhig und entspannt bin und mein Herzschlag sich normalisiert hat. Ich kann nun mit Distanz auf die Begebenheit mit dem Zebrastreifen schauen und bin froh, dass es nochmal gut gegangen ist.

An diesem kleinen Beispiel können Sie sehen, wie beide Zweige des Nervensystems fortwährend in unserem Leben arbeiten, und warum sie so wichtig sind!

Unser Gehirn/Nervensystem ist normalerweise in der Lage, Stress zu verarbeiten. Bei einer Traumatisierung wird diese hohe Aktivierung vom Nervensystem jedoch nicht verarbeitet, sondern bleibt im Körper stecken.

Überaktivierung des Nervensystems

Eine übermäßig hohe Aktivierung des Nervensystems kann verschiedene Symptome verursachen, von denen ich im Folgenden einige wichtige nenne.

Emotionale und körperliche Stumpfheit
Nichts oder nur sehr wenig an Emotionen zu spüren ist ein typisches Zeichen einer traumabedingten Untererregung (parasympathisch gesteuert), die oftmals auch mit einer Depression einhergeht. Nicht alle Betroffenen leiden darunter, manch einer kommt damit sehr gut durchs Leben, denn wenig zu spüren kann auch Vorteile haben. So erinnere ich mich an einen erfolgreichen Geschäftsmann, der weder bei Trennungen noch bei körperlichen Verletzungen wirklich litt, einfach weil er zu wenig spürte. Denn emotionale Taubheit geht oft auch mit körperlicher Taubheit einher. Ein weiteres Beispiel sind Triathleten. Erfolgreich Triathlon bestreiten kann ich nur dann, wenn ich über meine Grenzen gehe und meine körperlichen Schmerzen nicht wahrnehme oder zumindest ausblende. Nichts gegen den Triathlon – ich finde, das ist ein sehr faszinierender Sport, die Athleten haben meine Hochachtung. Und doch habe ich hier einige Sportler kennengelernt, auf die obiges Kriterium zutrifft. Genauso wie Yoga-Lehrer, die sich nicht spüren konnten, was man ja auch nicht denken würde.

Flashbacks
Als Flashback wird das Wiedererleben einer traumatischen Situation bezeichnet. Der Betroffene ist diesem Wiedererleben komplett ausgeliefert. Er kann es nicht stoppen. Es ist für ihn so, als ob er sich im Hier und Jetzt mitten in dem in der Vergangenheit liegenden traumatischen Ereignis befände. Hierzu zählen auch visuelle Flashbacks, das heißt, der Betroffene wird von Traumabildern überflutet oder sieht sich gar in der Szenerie der Traumatisierung. Sollten Sie von visuellen Flashbacks betroffen sein, kann Ihnen die Übung »Der Tresor« in Teil III unter »Übungen zur Selbstregulation« helfen.

Es gibt aber auch Flashbacks in Form von Gerüchen, Geräuschen, Geschmack, Musik, Wörtern/Sätzen, die gehört werden, oder Körpererinnerungen. Das heißt, ich rieche etwas, das jetzt nicht da ist, sondern nur in der traumatisierenden Situation da war. Ich höre ein Geräusch, das jetzt nicht da ist, aber damals da war. Ich schmecke etwas, das jetzt nicht da ist, aber damals da war. Ich höre Musik, die damals gespielt wurde und jetzt nicht da ist. Ich höre Wörter und Sätze, die damals gesprochen wurden und jetzt niemand ausspricht. Und mein Körper reagiert wie damals in der traumatischen Situation, zum Beispiel mit Erstarrung, Luftnot, Panik etc.

Flashbacks werden immer durch *Trigger*, also sogenannte Auslösereize verursacht. Trigger können Farben, Gerüche, Geräusche und vieles mehr sein, also Reize, die irgendwie mit dem ehemaligen Traumageschehen in Verbindung zu bringen sind. So können auch Träume, Drogen, Medikamente und Dissoziationen als Trigger fungieren.

Bei einem sexuellen Übergriff trug der Täter ein rotes T-Shirt und ein bekanntes Herrenparfüm. Beides könnten spätere Auslösereize/Trigger werden. Das heißt: Sieht das Opfer in seiner Zukunft irgendwo ein ähnliches Rot oder riecht es das gleiche Parfüm in der Öffentlichkeit, dann kann es sein, dass das eine oder das andere oder beides als Trigger fungieren. Der betroffene Mensch reagiert dann wie in der damaligen Traumasituation. Meist geht das mit sehr starken Ängsten und Panikgefühlen einher und/oder einer sehr starken Dissoziation, bis hin zum Gefühl, ohnmächtig oder bewegungsunfähig zu sein, von den Traumabildern überwältigt zu werden und völlig hilflos und ausgeliefert zu sein. Häufig kommen oftmals noch so unangenehme Körpersensationen wie Schwindel, Übelkeit, Engegefühl hinzu, um nur einige zu nennen.

Was für ihn ein Trigger ist, kann der betroffene Mensch nicht immer benennen. Manche Trigger wie die beschriebene Farbe Rot oder der Geruch des Herrenparfüms sind für den Betroffenen deutlich zu erkennen. Er weiß dann im Nachgang, warum es ihm auf einmal so schlecht ging. Das ist jedoch nicht immer so; gerade bei viel unbearbeitetem Traumamaterial kann es unzählige Auslösereize geben, die völlig unter der Bewusstseinsoberfläche laufen. Manche Traumatherapeuten stellen trotzdem mit ihren Klienten sogenannte »Triggerlisten« zusammen, auf denen alle dem Klienten bekannten Trigger stehen. Triggerlisten sollen dem Klienten mehr Sicherheit geben. Ich persönlich finde es eher mühsam und unnötig, zu versuchen, den Trigger für eine bestimmte Reaktion bei Klienten ausfindig zu machen. Es sei denn, der Trigger ist offensichtlich wie im obigen Beispiel mit dem Herrenparfüm. Ich empfinde es als generell sinnvoller, hier mit dem Klienten traumaverarbeitend so zu arbeiten, dass Auslösereize eben nicht mehr auslösen können, weil die Traumaverarbeitung entsprechend weit fortgeschritten ist. Zusammenfassend kann man definitiv sagen: Je mehr Traumamaterial verarbeitet ist, desto weniger Trigger gibt es für den Betroffenen.

Bei fortschreitender Traumatherapie wird die Reaktion des Klienten im Regelfall nicht mehr so heftig ausfallen, falls doch noch einmal ein Auslösereiz auf der Bildfläche erscheint. Hinzu kommt, dass die Klienten lernen, wie sie selbstständig aus einem hohen Erregungszustand und/oder einer Dissoziation wieder herauskommen. Ansonsten reicht oft eine einzige Traumatherapiestunde, um die unangenehme Triggerreaktion für den Klienten zu beenden. Meist gehen die beschriebenen Triggerreaktionen jedoch innerhalb von Minuten, Stunden oder maximal ein bis zwei Tagen von allein vorbei.

Ohne Trigger gibt es keine Flashbacks.

Vermeidung von Gedanken, Gefühlen, Orten und Menschen

Für einen traumatisierten Menschen ist es ganz typisch, dass er alles zu vermeiden versucht, was ihn in irgendeiner Weise wieder an das Trauma erinnern könnte. Das können Gedanken, Gefühle, Orte oder Bilder sein, die quasi wie Trigger wirken, die also dazu führen, dass es dem betroffenen Menschen schlechter geht (siehe »Flashbacks«). So erzählte mir eine Klientin, dass ihre neue Arbeitsstelle in der gleichen Straße liegt wie ihr Elternhaus, welches sie meidet. Kaum betritt sie die Straße, geht es ihr schlecht. Die Straße wirkt hier also wie ein Trigger.

So vermeiden manche Menschen auch bestimmte angstauslösenden Gedanken, die sich geradezu zwanghaft aufdrängen und als nicht steuerbar erlebt werden. Offensichtlich werden hier die neuronalen Verknüpfungen im Gehirn so verändert, dass ein angstfreies Denken kaum mehr möglich ist. Sie können sich das wie ein falsch programmiertes Computerprogramm vorstellen. Möchte ich den automatisierten Ablauf unterbrechen, dann ist es wichtig, nicht mehr an den Zwangsgedanken hängen zu bleiben, sondern sich quasi zu sagen: »Aha, da ist dieser Gedanke wieder. Ich kenne ihn schon. Ich weiß, dass er automatisiert abläuft. Nun möchte ich dieses Programm unterbrechen. Dazu möchte ich wie ein Forscher herausfinden, welches Gefühl unter diesem Gedanken liegt.« Es geht hier also darum, tiefer zu kommen und die automatisierte Schleife zu unterbrechen. Das kann ich, indem ich mich frage, welches Gefühl unter dem Zwangsgedanken stecken könnte. Könnte es Angst, Traurigkeit, Wut, Scham oder etwas anderes sein? Ich muss dazu dieses Gefühl nicht ganz klar und deutlich spüren. Um mein automatisiertes Programm zu unterbrechen, reicht es auch, nur einen Hauch des Gefühls zu erahnen. Schon damit komme ich eine Ebene tiefer. Indem ich diese Emotion spüre, verändere ich mein Computerprogramm. Auf diese Weise kann ich Zwangsgedanken wirkungsvoll unterbrechen und die neuronalen Bahnen im Gehirn verändern.

Natürlich ist mir bewusst, dass es gerade für den traumatisierten Menschen schwierig ist, traumabedingte Gefühle zu erspüren, da sie häufig als überwältigend erlebt werden. Deshalb arbeitet man in der Traumatherapie titrierend (tröpfchenweise) mit ihnen, sodass der Betroffene das Gefühl hat, diese Gefühle halten zu können (sprich, diese zu spüren, ohne von ihnen überwältigt zu werden und vielleicht sogar dissoziieren zu müssen) wie im folgenden Beispiel.

Eine Klientin leidet unter einem Engegefühl in der Brust, welches mit starker Trauer zu tun hat, die wie mit einem Deckel zugedeckt ist. Sie hat das Gefühl, dass es ihr unmöglich ist, diese Trauer auch nur einen kleinen Moment lang zu spüren, weil es sie überwältigen würde. Sie beschreibt die Trauer als einen Topf mit Deckel. Mit diesem Bild sagt sie mir, dass es durch den aufliegenden Deckel Schutz gibt, sodass die Trauer nicht hochkommen kann, sondern noch gut abgedeckt und kontrolliert im Topf ist. Ich frage sie dann, wie viel Prozent des Topfinhaltes, der Trauer, denn hochkommen dürften, damit sie sich selbst noch als sicher und geschützt fühlen würde und den Eindruck hätte, die Trauer bewältigen zu können. Sie entscheidet sich für fünf Prozent. Dann bitte ich sie, sich vorzustellen, dass sie den Topfdeckel lüftet und fünf Prozent dieser Trauer hochkommen dürfen. Ich ermutige sie, zu spüren, wie sich das im Körper anfühlt, und mit ihrer Aufmerksamkeit dabeizubleiben. Auf diese Art und Weise wird ein kleiner Teil der Trauer, nämlich die vorgestellten fünf Prozent, verarbeitet, aber so, dass die Klientin sich sicher fühlt.

Sie sehen also, dass ich in der Traumatherapie ganz kleinschrittig vorgehe, da traumabedingte Gefühle eben oft in ihrem Ausmaß nicht gehalten werden können. Deshalb ist mein obiger Vorschlag – zu erforschen, welches Gefühl sich unter dem Zwangsgedanken verbirgt – gewissermaßen ein Paradox. Ich bleibe jedoch dabei: Auch wenn der traumatisierte Mensch traumabedingte Emotionen nicht allein »durchfühlen« kann, sondern dazu den geschützten Rahmen der Therapie braucht, muss er lernen, Gefühle wenigstens einen kleinen Moment lang fühlen und halten zu können – auch, um die Angst vor ihnen zu verlieren und zu erleben, dass Emotionen, wenn man sie durchfühlt und nicht bewertet, wieder abebben können. Lernt er dies nicht, dann wird immer die Angst vor der Angst bleiben. Er wird versuchen, diese Angst so gut wie möglich zu vermeiden. Oft wendet er dazu eine immense Energie auf, was sehr anstrengend ist und nur bedingt gelingt. Angst vor der Angst ist vor allem bei retraumatisierten Menschen ganz typisch.

Helfen möchte ich hier mit einer/einem Übung/Bild. Stellen Sie sich vor, dass die Angst ein Lagerfeuer ist, welches brennt. Lasse ich dieses Lagerfeuer, die Angst, einfach brennen, indem ich nichts mit der Angst mache, sondern diese nur fühle, brennt es irgendwann von allein ab. Befeuere ich dieses Feuer aber weiter mit Angstgedanken wie »Oh, das letzte Mal, als ich eine solche Angst hatte, musste ich auf die Krisenstation. Oh, damals ging es so und so lange und war so schlimm«, dann halte ich dieses Lagerfeuer über Stunden und Tage aufrecht. Angstgedanken sind dann hier wie Holzscheite, die das Lagerfeuer immer weiter am Brennen halten. Ist die Angst zu stark, können Sie auch die Übung »Rechts-links-Klopfübung« aus Teil III (»Übungen zur Selbstregulation«) ausprobieren.

Genauso wie Gedanken und Gefühle gemieden werden, meidet der traumatisierte Mensch auch häufig Orte und Menschen. So meidet eine Klientin vielleicht den Ort, an dem der Missbrauch stattgefunden hat oder an dem die Täter leben. Oder ein eigentlich neutraler Ort erinnert sie durch einen Trigger an diesen Missbrauch. Berechtigterweise meiden Traumatisierte auch Menschen, die in irgendeiner Weise am Trauma beteiligt waren.

Wichtig ist: All das ist in Ordnung! Zwingen Sie sich auf keinen Fall dazu, wieder an den Ort ihres Traumas zurückzugehen. Sie merken durch eine erfolgreiche Traumatherapie früh genug, ob dies möglich ist. Und manchmal ist es das über Jahre oder ein Leben lang nicht. Dann ist das so, und Sie sollten das für sich mitfühlend und akzeptierend annehmen. Denn Sie haben allen Schutz verdient, Sie dürfen sich selbst schützen, gerade weil Sie es früher nicht konnten. Manch einer aus Ihrem Umfeld kann das vielleicht nicht verstehen. Das sollte Ihnen egal sein. Sie müssen sich verstehen! Bei unverständigen Partnern meiner Klientinnen beordere ich diese dann gerne zum gemeinsamen Gespräch oder zu meinem Workshop »Basics für Traumabetroffene«, um ein traumasensibles Verständnis zu schaffen.

Besonders gern jammern auch »Tätereltern«, also Eltern, die in irgendeiner Form traumatisiert haben, das kann der sexuelle Missbrauch sein, das Schlagen, das kann aber auch die Vernachlässigung sein oder anderes (siehe »Entwicklungstrauma«). Eltern haben kein Recht auf ihre Kinder, und in diesem Fall schon gar nicht. Das wird gesellschaftlich gern anders gesehen, da wird Druck aufbaut, gerade zu Weihnachten, dass das Kind nun doch kommen möge. Nein, das Kind muss nicht kommen, vielleicht auch nie mehr. Denn das Kind muss sich jetzt schützen! Nicht umsonst arbeiten viele Traumatherapeuten nicht traumaverarbeitend, solange es Täterkontakt gibt, und Täter sind eben oft genug die eigenen Eltern, die eigene Familie oder auch Partner. Viele Klienten müssen erst lernen, dass sie dieses Recht haben, dass sie hier frei wählen dürfen und müssen. Und es kann durchaus sein, dass nach einigen Jahren Traumatherapie die Möglichkeit besteht, wieder zu den Eltern zu fahren, dass vielleicht sogar ein guter Kontakt zu Eltern möglich ist. Es kann aber auch sein, dass ein Kontaktabbruch nötig ist, auch wenn das sehr schmerzhaft ist, denn Eltern und Familie wünschen wir uns alle. In diesem Fall sollten Sie sich Ihre eigene Familie aus wohlmeinenden und unterstützenden Freunden schaffen. Ja, und dazu gehören für viele Traumatisierte auch ihre Therapeuten, ihr professionelles Netz. Und das ist in Ordnung.

Depression

Viele Menschen leiden an den typischen Zeichen einer Depression wie Erschöpfung, Trauer, Niedergeschlagenheit, dem Gefühl der Sinnlosigkeit und Antriebslosigkeit. Oft fühlen sie sich emotional stumpf und fühlen nur wenig. Sie wissen nicht, dass Depressionen häufig mit einer Traumatisierung zu tun haben und diese damit nur durch eine gezielte Traumatherapie zu lösen sind. Das Nervensystem geht hierbei nicht in eine durch den Sympathikus gesteuerte Übererregung, sondern in eine vom Parasympathikus verursachte Untererregung. Aus dieser muss ich den Betroffenen wieder herausholen, dann kann auch die Depression gehen. Mehr dazu finden Sie unter »Symptome von Über- und Untererregung«.

Burn-out

Das wesentlichste Anzeichen für ein Burn-out ist die massive Erschöpfung. Diese kann so groß sein, dass der Betroffene nicht einmal mehr sein Bett verlässt, einfach weil die Kraft dazu fehlt. Wer einmal in ein tiefes Burn-out gerutscht ist, weiß, wie schwer es ist, hier wieder herauszukommen. Deshalb sollte bei länger andauernden Erschöpfungszuständen immer zügig ein guter Arzt oder Heilpraktiker konsultiert werden, der sich auf orthomolekulare Medizin spezialisiert hat. Denn ungelöstes Traumamaterial bindet viel Energie im Körper, die ich dann nicht zur Verfügung habe, und verbraucht viel Energie. Die traumabedingte hohe Aktivierung des Nervensystems frisst die eigene Energie förmlich auf. Spätestens wenn ein Klient 40 oder 50 Jahre alt und komplex traumatisiert ist und bis dahin nicht traumatherapeutisch an sich gearbeitet hat, wird er dies spüren. Ursachen für die starke Erschöpfung können sowohl Vitamin- und Mineralienmängel sein (denn auch diese werden im Übermaß verbraucht) als auch erschöpfte Nebennieren. Bei starkem und vor allem permanentem Stress wird von den Nebennieren zu viel Cortisol ausgeschüttet, bis sich die Nebennieren irgendwann erschöpfen. Ein Cortisoltest und eine vernünftige orthomolekulare Beratung wären hier das Mittel der Wahl. Mehr dazu finden Sie unter »Hilfe aus der Medizin und Naturheilkunde – Orthomolekulare Medizin«.

Wenn das körpereigene Depot an Vitaminen und Mineralien leer ist und ein Cortisolmangel besteht, kann Traumatherapie die bestehende Erschöpfung kaum verbessern. Hier müssen dann parallel zur Traumatherapie durch gezielte orthomolekulare Medizin die Depots wieder aufgefüllt werden.

Angst- und Panikerkrankungen

Wer einmal eine massive Panikattacke erlebt hat, weiß, wie schrecklich sich das anfühlt. Deshalb ist es mir wichtig, dass meine Klienten verstehen, dass ohne eine hohe sympathische Erregung im Nervensystem keine Angst möglich ist. Wenn ich das weiß, kenne ich bereits die Lösung. Ziel jeder Traumatherapie ist es, die hohe sympathische Erregung zu verarbeiten und zu entladen und das Nervensystem besser zu regulieren. Das führt schlichtweg dazu, dass bei fortgeschrittener Therapie keine Angstattacken mehr auftreten. Der Klient bleibt vielleicht noch einige Zeit, vielleicht auch ein Leben lang, ein eher ängstlicher Typ, aber er wird keine Angstattacken mehr haben – und das ist ein großer Unterschied.

Psychosomatische Erkrankungen

Eine hohe Aktivierung im Nervensystem kann sämtliche psychosomatischen Erkrankungen auslösen, die Sie kennen, angefangen bei klassischen Schlafstörungen über Kopfschmerzen, Migräne, Tinnitus, Rückenschmerzen, brennende Schmerzen in den Beinen und Magen-Darm-Probleme bis hin zu unerklärlichen Taubheitsgefühlen in den Händen und Füßen und noch vielen mehr. Im Übrigen haben chronische Verspannungen im Nacken und oberen Rückenbereich oft mit frühen Traumatisierungen aus der Babyzeit zu tun. Ein Baby kann bei einer drohenden Gefahr ja nicht wegrennen oder kämpfen, dementsprechend wappnet sich die Muskulatur in den genannten Bereichen. Darunter stecken winzigste Bewegungsimpulse, die sich in der Traumatherapie vollenden können.

Selbst Nahrungsmittelunverträglichkeiten und Allergien können in einem Zusammenhang mit dem Trauma stehen. So habe ich es erlebt, dass sich bei einer Klientin mit posttraumatischer Belastungsstörung, deren Fallbeispiel ich unter »Retraumatisierung« noch genauer darstelle, als Nebeneffekt der Traumatherapie die Nahrungsmittelunverträglichkeiten und Allergien auflösten und sie wieder vollkommen normal essen konnte.

Unter Experten wird auch die Korrelation zwischen Trauma und Autoimmunerkrankungen wie Multipler Sklerose oder Morbus Crohn (chronisch entzündliche Darmerkrankung) diskutiert. Erstaunlich viele Menschen, die komplex traumatisiert wurden, sind auch von Autoimmunerkrankungen betroffen. Die Forschung steht hier noch ganz am Anfang, in einigen Jahren wird man hier sicher weiter sein.

Selbstverständlich sind sämtliche psychosomatischen Erkrankungen, mit denen meine Klienten zu mir kommen, im Vorfeld medizinisch abgeklärt. Da so viele körperliche Beschwerden einen traumabedingten Hintergrund haben, schicken mittlerweile auch traumasensible Ärzte, Physiotherapeuten, Osteopathen und Heilpraktiker ihre Klienten zu mir, oft dann, wenn sie nicht mehr weiterkommen.

> Es lohnt sich, bei medizinisch nicht erklärbaren Erkrankungen immer auch an einen Traumahintergrund zu denken und diesen entsprechend zu bearbeiten.

Permanente Anspannung und Alarmbereitschaft
Viele Traumabetroffene werden es kennen: Sie ertappen sich dabei, permanent angespannt und in Habachtstellung zu sein, so, als ob von überall her jederzeit eine Gefahr kommen könnte, wie es früher der Fall war. Die Gefahr ist längst vorbei, aber sie und ihr Nervensystem stecken noch mittendrin. Unbewusst scannen sie die ganze Zeit ihre Umgebung ab, ob diese sicher ist oder ob von irgendwoher Gefahr droht. Auch hier geht es darum, dass der Körper mittels Traumaverarbeitung erfährt, dass die Gefahr vorbei ist. Durch die damit verbesserte Regulation des Nervensystems hören die ständige Anspannung und Alarmbereitschaft endlich auf.

Konzentrations- und Gedächtnisschwierigkeiten
Ist der Stresspegel in unserem Nervensystem zu hoch, ist automatisch der Zugang zur Großhirnrinde – dem Teil unseres Gehirns, der für planvolles Denken, Handeln, also bewusstes Überlegen steht – nicht mehr zugängig, sondern blockiert. Ein typisches Beispiel dafür ist, dass Betroffene so angespannt und voller Angst sind, dass ihnen nicht mehr einfällt, welche Übungen ihnen in dieser Situation helfen könnten, obwohl sie mehrfach mit dem Therapeuten abgesprochen wurden. Deshalb lade ich meine Klienten immer ein, alle wichtigen Übungen zur Stressregulation in ein kleines Therapiebuch zu schreiben, welches sie jederzeit bei sich führen und auf das sie somit auch in Notsituationen zugreifen können.

Damit es gar nicht erst so weit kommt, dass der Stresspegel in einen Bereich steigt, der die Großhirnrinde blockiert und damit das Denken lahmlegt, ist es wichtig, zu lernen, diesen immer mal am Tag zu bestimmen. Wie Sie das tun und welche Möglichkeiten Sie haben, Ihren Stress wieder runterzuregulieren, sodass Sie handlungsfähig bleiben, erfahren Sie in Teil II unter »Was Sie selbst tun können: Erste Hilfen im Alltag – das Stressbarometer«.

Es ist also bei hohem Stress und in Krisensituationen ganz normal, dass man sich nicht gut konzentrieren kann und/oder Schwierigkeiten hat, sich Dinge zu merken oder diese abzurufen. Auch Lesen ist dann oft nicht möglich. All das gibt sich wieder, entweder im Lauf der Zeit, wenn die akute Krise vorbei ist, oder spätestens dann, wenn das Nervensystem mittels Traumatherapie wieder besser reguliert ist.

Unfähigkeit, stabile Beziehungen einzugehen

Habe ich als Kind meine Eltern als unzuverlässig, abwesend, nicht zugänglich, emotional nicht verfügbar erlebt, und habe ich es nicht erleben dürfen, dass mit mir gekuschelt wird, dass ich bestätigt und geliebt werde, schlimmer noch: Wurde ich sogar geschlagen oder missbraucht, dann kann es möglich sein, dass ich im Erwachsenenalter nicht in der Lage bin, stabile und feste Beziehungen einzugehen, auch wenn die Sehnsucht danach noch so groß ist.

Dasselbe gilt für Erwachsene, die als Babys im Brutkasten lagen und nur medizinisch versorgt und sonst liegen gelassen wurden. Auch hier wurden keine stabilen Bindungen gelernt, sondern nur Alleinsein und Verlassenheit, und wenn es denn Kontakt gab, dann oft schmerzhaften Kontakt durch medizinische Eingriffe. Andere Menschen können dann bei solchen frühen Erfahrungen selbst im Erwachsenenalter noch als gefährlich und unberechenbar wahrgenommen werden, selbst dann, wenn die Eltern nach der Zeit im Brutkasten sehr verlässlich und liebevoll da waren.

Demnach ist davon auszugehen, dass es in mir innere Persönlichkeitsanteile gibt, die Beziehung wollen, vielleicht sogar Symbiose, und dass es welche gibt, die um alles auf der Welt andere Menschen auf Abstand halten wollen, einfach weil sie bestimmte Verletzungen, Kontrollverlust, Unterlegensein und Machtlosigkeit nicht mehr erleben wollen. Das alles läuft natürlich völlig unbewusst ab. Den wenigsten Menschen sind diese Zusammenhänge klar.

Sollten Sie als Leser immer wieder Beziehungen haben, die scheitern, die Sie oder der andere abbrechen, oder sollten Sie immer wieder Fernbeziehungen führen, dann können Sie sich fragen, ob bei Ihnen eine solche von mir beschriebene Nähe-Distanz-Problematik vorliegt. Wir sprechen hier von einem Entwicklungstrauma (siehe oben).

Oft ist es auch so, dass Klienten in die Sitzung kommen und erzählen, dass ihr Partner sich immer wieder distanziert und sie nie die Nähe bekommen, die sie sich wünschen. Meist wird dann der Partner als der Böse dargestellt. Die Wahrheit ist aber oft eine andere: Erlebe ich immer wieder Distanz in meinen Beziehungen, obwohl ich mir etwas anderes wünsche, dann trage ich ebenfalls diese Distanzanteile in mir, nur, dass mir diese nicht bewusst sind. Ich kann also nur dann eine stabile und nahe Beziehung führen, wenn ich meine eigenen Distanzanteile heile. Genau dasselbe gilt natürlich für eventuelle Symbioseanteile: Kein Partner kann und muss die frühkindlichen Verschmelzungswünsche des anderen erfüllen. Diese Arbeit, die eigenen inneren Kinder/Anteile zu heilen, muss jeder für sich selbst leisten, nur dann kann Beziehung gelingen.

Wenn ich das verstehe, verstehe ich auch, wie Partnersuche und -anziehung funktioniert. Diese läuft nämlich meist nach meinen unbewussten Traumamustern ab (so diese vorhanden sind). Ich suche mir also als Erwachsener genau das Äquivalent zu früher aus, also einen Partner, mit dem ich die gleichen Bindungserfahrungen mache wie als Kind mit meinen Eltern. Das ist natürlich bitter, denn ich wünsche mir eigentlich etwas anderes. Sicher wird hier der eine oder andere Leser einwenden, dass er doch trotz traumatischer Kindheit eine glückliche Beziehung führe. Das will ich niemandem absprechen, doch meist ist das nur der Fall, weil es in der Kindheit andere stabile Bezugspersonen wie die Großeltern, Tanten, Lehrer oder Kindermädchen gab, die dem Kind die Liebe und Zuwendung geben konnten, die es brauchte und die es von den Eltern eben nicht bekam. Ansonsten nenne ich das Erwachsenendasein, so ein Entwicklungstrauma vorliegt, oft einen Abklatsch der Kindheit, eben weil alle erfahrenen Muster, die nicht geheilt sind, als Erwachsene wiederholt werden. Das mag ernüchternd klingen, aber ich finde es wichtig, dass Menschen das verstehen, denn darin liegt ja die Chance, es mittels Traumatherapie zu verändern.

So kann jeder, der auf Partnersuche ist, damit anfangen, sich zu fragen: Wen lerne ich da gerade kennen? Was ist das für ein Mensch? Ich lade also alle dazu ein, einmal ganz genau hinzuschauen und sich Zeit zu nehmen, bewusst wahrzunehmen: Wen habe ich da vor mir? Ist das ein Mensch, der sich binden kann? Woran könnte ich das erkennen? Wie lange war dieser Mensch schon längstens in einer Beziehung? Wie verhält er sich mir gegenüber? Ist die Anziehung, insbesondere die sexuelle, sehr stark, so ist die Gefahr sehr groß, dass hier wieder nur mein Traumabindungsmuster bedient wird. Diese Anziehung hin zum

Schädlichen/Bekannten kann manchmal so stark sein wie eine Sucht. Leser, die schon einmal eine On-off-Beziehung erlebt haben, von der sie nicht loskamen, obwohl sie extrem schädigend war, werden das bestätigen.

Was kann ich also tun? Die Lösung liegt auf der Hand: an meinem Entwicklungstrauma arbeiten, nicht sofort mit der neuen Bekanntschaft ins Bett springen, denn das vernebelt die Sinne und das gesunde Urteilsvermögen noch mehr, sondern sich Zeit lassen, genau hinschauen, sich erst einmal wie platonische Freunde kennenlernen und auch mal einem Menschen eine Chance geben, der so gar nicht ins eigene Bindungsmuster passt, der vielleicht nett ist, aber wo am Anfang nicht die große Anziehung herrscht. Das kann sich nämlich im Laufe der Zeit ändern. Und noch eine Bitte: Seien Sie ehrlich, zeigen Sie, wer Sie wirklich sind, seien Sie nicht nur der leuchtende, schöne Schmetterling, der seine besten Seiten zeigt, sondern zeigen Sie auch Ihre verletzlichen, traurigen Seiten, denn so wollen Sie ja später auch geliebt werden. Sonst erleiden Sie vielleicht nach einiger Zeit mit dem Neuen einen Schiffbruch, denn, der hat mit diesen Seiten nicht gerechnet, sondern wollte nur das Schöne und Unabhängige haben. Leider fördern Onlinepartnerbörsen genau diese Aspekte.

Sie können also einiges tun, um Ihrem Wunsch nach einer stabilen, liebevollen Partnerschaft näherzukommen. Und denken Sie daran: Es gibt kein größeres Entwicklungs- und Wachstumspotenzial als eine Beziehung. Warum? Na, allein können Sie wunderbar um Ihre Entwicklungstraumata herummanövrieren, mit Partner werden Sie damit jedoch immer konfrontiert werden – also eine wunderbare Gelegenheit, um zu heilen und zu wachsen! Und damit ist nicht gemeint, dass jetzt der perfekte Partner in ihr Leben treten sollte. Es wird immer noch einer sein, der, wenn Sie genug Traumamaterial in sich tragen, ebenfalls genug davon in sich trägt. Aber – und das könnte der Unterschied sein – wenn es diesmal einer wäre, mit dem es zwischendurch auch mal schwierig wird, der jedoch trotzdem bereit ist, hinzugucken, selbst an sich zu arbeiten und immer mal eine Paarsitzung einzuschieben (das ist ganz normal und gehört zur »Paarhygiene« dazu), dann haben Sie schon einen Volltreffer gelandet!

Sucht

Süchte gibt es, wie Sie wissen, alle möglichen. Wir unterscheiden hier zwischen nicht stoffgebundenen Süchten wie Internetsucht, Spielsucht, Sexsucht, Sportsucht, Arbeitssucht etc. und stoffgebundenen Süchten wie Drogen-, Alkohol- und Medikamentenabhängigkeit. Mir geht es an dieser Stelle nicht darum, dieses Thema zu vertiefen, dafür gibt es genügend andere Bücher. Mir geht es darum, Ihnen eine neue Sichtweise aufzuzeigen, nämlich dass die Ursache einer Sucht durchaus eine Traumatisierung sein kann und die Sucht möglicherweise ein Regulationsversuch Ihres Nervensystems ist. Jetzt fragen Sie sich vermutlich, was das bedeutet. Es ist ganz einfach: Sucht fällt im Kontext von Trauma nicht vom Himmel, sondern ist ein unbewusster Versuch, entweder hohe Anspannung loszuwerden, dann wird zum Beispiel oft Alkohol zur Entspannung konsumiert, oder es wird gekifft. Oder es ist ein Versuch, sich endlich einmal besser zu spüren oder aus der Untererregung heraus und in die Aktivität zu kommen. Das betrifft zum Beispiel die Koffeinsüchtigen. Es gibt auch Menschen, die mittels Drogen wie MDMA (auch bekannt als Ecstasy) versuchen, mehr zu spüren.

Begreife ich Sucht also als unbewussten Regulationsversuch für das eigene Nervensystem, dann kann ich hier mit der Heilung ansetzen. Versteht der Betroffene, warum er beispielsweise kifft, eben um sich zu beruhigen, dann kann ich mit ihm gesunde Möglichkeiten zur Beruhigung erarbeiten (mehr dazu in Teil III unter »Übungen, die Ihnen guttun können«). Hinzu kommt, dass durch fortgeschrittene Traumatherapie ja gerade weniger Stress im Nervensystem ist, ich mich dadurch also gar nicht mehr in diesem Ausmaß beruhigen muss. Dasselbe gilt für jemanden, der depressiv ist und eher zu wenig spürt. Je fortgeschrittener hier die Therapie ist, desto mehr wird dieser Mensch spüren und desto mehr Energie wird er zur Verfügung haben. Er ist dann nicht mehr darauf angewiesen, sich künstlich »hochzupushen«, zum Beispiel mit Kaffee, Cola oder Energydrinks.

Ein kleiner Tipp am Rande: Wenn Sie immer sehr aufgeregt sind, überprüfen Sie doch mal Ihren Kaffeekonsum und reduzieren Sie diesen gegebenenfalls.

Ich erinnere mich in diesem Zusammenhang an einen Klienten, der mit einer starken Stresssymptomatik, Schlafstörungen und Angstzuständen zu mir kam. Ich arbeitete relativ erfolgreich mit ihm an dieser Symptomatik. Ein Licht ging mir auf, als er einmal mit einer Dose, die sich als Energydrink herausstellte, in der Praxis auftauchte. Ich fragte ihn, wie viel er am Tag davon konsumiere. Die Antwort war: zwei bis drei Dosen Energydrinks und mehrere Tassen Kaffee. Ich habe erst einmal gelacht und ihm klargemacht, dass bei dieser Menge das darin enthaltene Koffein natürlich seinen Stress und damit die Angstzustände und Schlafstörungen befeuert und damit gegen die Regulation durch die Traumatherapie anarbeitet.

Auch noch wichtig: Viele komplex traumatisierte Menschen kennen nur Stress. Tritt durch die Traumatherapie Besserung ein, ist das Nervensystem besser reguliert, dem Menschen geht es besser. Er und sein Leben werden ruhiger, alles normalisiert sich. Dann kann es sein, dass dieser Mensch das nicht aushält! Einfach, weil er es nicht gewohnt ist und gewissermaßen eine Sucht nach Stress vorliegt. Unbewusst generiert er in der Folge wieder Stress in seinem Leben, gerne auch in der Partnerschaft. Hier ist es wichtig, den Betroffenen darauf aufmerksam zu machen. Er muss vielleicht erst einmal lernen, was ein normales, unaufgeregtes Leben ist, und das kann sich am Anfang sehr langweilig anfühlen. Er muss lernen, seinem Drang nach Action und Stress nicht zu folgen, sondern die Langeweile einfach auch mal auszuhalten, wie ein Training. Ein Mensch mit einem solchen Nervensystem wird niemals jemand sein, der mit einem »stinklangweiligen« Leben zurechtkommt, er wird immer ein wenig Abwechslung und Aufregung brauchen. Er sollte dann lernen, dass diese Affinität eben nicht ins Zerstörerische geht, sondern dass er sie in gesunde Bahnen wie spannende Hobbys, Interessen, Fortbildungen, einen abwechslungsreichen Job oder Reisen lenken kann. Mit dieser Kombination – Langeweile lernen und den Wunsch nach Abwechslung ins Gesunde lenken – kann ein gutes Leben gelingen.

Lebens- und Sinnkrisen

Auch Lebens- und Sinnkrisen können nach einer Traumatisierung auftreten. Das kann nach einer Scheidung sein, die als traumatisierend erlebt wurde, aber auch nach einer Kündigung, einer schweren Erkrankung oder nach dem Einsatz von Soldaten im Kriegsgebiet, um nur einige Beispiele zu nennen.

Um in meinem Leben Sinnhaftigkeit zu erfahren, muss ich vor allem mit mir und dann auch mit anderen Menschen und der Welt verbunden sein. Nur in der Verbindung mit mir und anderen kann ich Sinnhaftigkeit erfahren. Ist diese Verbindung zu mir durch Traumata gestört, entweder weil ich alles nur noch als unsicher und beängstigend erlebe oder weil ich eben gar nichts mehr fühle, dann kann es zu Lebens- und Sinnkrisen kommen. Zum Lebenssinn und zum Wissen um meinen Weg braucht es meine Lebendigkeit, mein Im-Hier-und-Jetzt-Sein genauso wie meine innere Stimme, meine Intuition. Ist der Stress in mir zu hoch oder spüre ich gar nichts, bin ich unverbunden, kann ich meine innere Stimme nicht hören. Mir fehlt dann ein wichtiger Kompass für meinen Lebensweg, ein Leitfaden gewissermaßen. Je mehr ich mich durch die Traumatherapie mit meiner Essenz wieder spüren kann, desto sichtbarer wird mein Lebensweg wieder und desto mehr kann ich das Leben und seine Schönheit wieder erfahren.

Die beschriebenen Traumareaktionen/Symptome begreife ich genauso wie Levine als einen adäquaten Versuch des Nervensystems, mit der Traumatisierung umzugehen. Das ist eine andere Haltung, als wenn ich die beschriebenen Symptome als krankhaft ansehe. Damit gebe ich meinem Klienten zu verstehen, dass erst einmal alles mit ihm in Ordnung ist, dass sein Nervensystem nur versucht, einen Umgang mit der Traumatisierung und der damit verbundenen hohen Aktivierung im Nervensystem zu finden. Diese Haltung macht den Betroffenen mündig, er begreift sich nicht mehr als krank. Er kann das Ringen seines Nervensystems, seines Körpers um einen adäquaten Umgang erkennen. Dann müssen die Symptome auch nicht mehr so Angst machen, sondern dann gibt es die Möglichkeit, diese aufzulösen oder zu verbessern.

Polyvagaltheorie – die neuere Sicht auf unser Nervensystem

Nun kennen Sie schon die beiden Zweige unseres autonomen Nervensystems – den Sympathikus und den Parasympathikus – und haben eine Idee davon, wie beide funktionieren. Stephen Porges, Professor für Psychiatrie an der University of North Carolina/USA, ging noch weiter. Er entwickelte die sogenannte Polyvagaltheorie und unterteilte den Parasympathikus in zwei weitere Zweige: den ventralen (vorderseitigen) Vagus und den dorsalen (rückseitigen) Vagus.[1]

Der ventrale Vagus reguliert alle Organe oberhalb unseres Zwerchfells. Er ist mit den Muskeln, die unseren Kopf ausrichten, verbunden, sowie mit einer großen Zahl von Hirnnerven, welche unter anderem unser Innenohr, den Rachen, die Zunge, die Pupillen und die Augenlider genauso wie den Trigeminus steuern. Der Trigeminus wiederum hilft uns, den emotionalen Ausdruck in unserem Gesicht zu fühlen. Da die genannten Organe für unsere Kommunikation, also für Sprechen, Sehen, Hören und unsere zwischenmenschlichen Kontakte essenziell sind, bezeichnet sie Porges auch als »soziales Engagement-System« (SES). Zum SES gehören also Herz, Lunge, Kiefer, Zunge, Mund, Augen und Ohren.

Die Nerven des ventralen Vagus sind myelinisiert. Das heißt, sie sind von einer Art »Haut« umgeben, die alle Signale sehr effizient, schnell und genau weiterleitet. Damit reagiert der ventrale Vagus sehr schnell und präzise auf kleinste Veränderungen in der inneren und äußeren Umgebung. Die Stimulation eines Teils des SES, zum Beispiel durch die von Maarten Aalberse entwickelten Zungenbewegungen (siehe in Teil III unter »Klein, aber oho: Mikroübungen zur Selbstregulation«), führt zu einer verbesserten neuronalen Regulation des gesamten Systems und zu einem zugewandteren, sozialeren Verhalten.

Der dorsale Vagus reguliert die Verdauungsorgane unterhalb des Zwerchfells. Er ist nicht myelinisiert und daher wesentlich langsamer in der Reaktion und weniger präzise als der ventrale Vagus.

Wenn ein Mensch sich sicher fühlt, dominiert der ventrale Vagus. Er reagiert auf Signale von Sicherheit und sozialer Verbundenheit. Der ventrale Vagus reguliert den Sympathikus und sorgt für eine optimale Erregung. Denn der Sympathikus stellt uns ja auch die Energie und Aktivierung bereit, die wir benötigen, um aktiv zu werden und Dinge in unserem Leben zu meistern und zu gestalten und mit unserer Umwelt in Kontakt zu gehen und auf diese zu reagieren. Der ventrale Vagus funktioniert also wie eine Bremse, die fein abgestimmt mal mehr, mal weniger sympathische Energie freigibt.

Bei Gefahr versagt die Regulation des Sympathikus durch den ventralen Vagus. Der Sympathikus reagiert dann ungebremst mit Kampf- oder Fluchtreaktionen. Wenn die Kampf- und Fluchtreaktionen nicht funktionieren, weil beispielsweise der Gegner zu übermächtig ist, dann übernimmt der dorsale, primitivere Vagus das Kommando und führt uns in die Erstarrung. Der dorsale Vagus reagiert also auf Signale, die große Gefahr anzeigen, wie die folgende Geschichte zeigt.

Der Wolf im Wald – Beispiel für die Entstehung eines Traumas

Um die Entstehung von Trauma einmal genauer zu erklären, lade ich Sie ein, sich gemeinsam mit mir vorzustellen, im Brandenburger Wald unterwegs zu sein und einem Wolf zu begegnen[2] – zugegebenermaßen ein ziemlich fiktives Ereignis, welches jedoch, wie Sie gleich sehen werden, die Entstehung einer Traumatisierung sehr gut erklärt.

Zuerst höre ich vielleicht ein Rascheln. Was der Körper hier zuerst und dabei völlig unbewusst macht, ist, sich zu orientieren. Das heißt, mein Oberkörper und mein Kopf drehen sich zum Geräusch hin, vielleicht geht mein Herzschlag etwas nach oben oder ich erschrecke mich sogar. Diese Reaktion wird vom Sympathikus gesteuert. Sie dient dazu abzuchecken, ob Gefahr droht. Ist das nicht der Fall, weil vielleicht nur ein Ast heruntergefallen ist, dann fährt der ventrale Vagus, der zum Parasympathikus gehört, nach der Orientierung wieder die sympathische Erregung herunter. Der Herzschlag beruhigt sich und ich atme vielleicht einmal tief durch. Ich bin wieder entspannt und setze meinen Weg fort. Doch in unserem Fall ist das anders: Da steht 100 Meter entfernt ein Wolf!

Jetzt gibt es drei Möglichkeiten.

Möglichkeit 1: Der Wolf verzieht sich und ich komme noch einmal mit dem Schrecken davon. Sie werden mir zustimmen, dass diese Variante vermutlich nicht traumatisierend ist. Vielleicht gehe ich mit etwas zittrigen Knien weiter und sehe zu, dass ich aus dem Wald rauskomme, aber traumatisiert bin ich in diesem Fall nicht. Spätestens, wenn ich wieder an einem sicheren Ort wie meinem Auto bin, werden sich mein Herzschlag und meine Atmung beruhigen. Vielleicht zittere ich mich sogar aus, sodass sich die erhöhte sympathische Erregung entlädt. Sie wird durch den ventralen Zweig des Parasympathikus runterreguliert.

Möglichkeit 2: Der Wolf läuft auf mich zu. Dann übernimmt der älteste Teil meines Gehirns, das Stammhirn. Es gleicht in Sekundenbruchteilen die jetzige Situation mit ähnlichen Situationen in meinem bisherigen Leben ab. Da wird es schon schwierig, denn vermutlich kenne ich einen Wolf bisher nur aus dem Zoo oder aus dem Märchenbuch der Gebrüder Grimm. Das Stammhirn entscheidet nun völlig unabhängig von mir, ob ich kämpfen oder fliehen soll. Für die Option zu kämpfen wird es sich vermutlich nur entscheiden, wenn ich etwas Adäquates zur Verteidigung dabeihabe, denn gegen einen Wolf habe ich sonst keine Chance. Mein Stammhirn wird wohl eher wählen, zu fliehen, falls noch genug Spielraum da ist. Gelingt die Flucht, muss ich danach nicht traumatisiert sein, denn ich bin erfolgreich meinem Fluchtimpuls gefolgt. Der Sympathikus hat hierfür im Körper alle erforderlichen Energiereserven mobilisiert, sichtbar durch die für die Flucht angespannten Muskeln. Habe ich mich erfolgreich in Sicherheit gebracht, reguliert der ventrale Zweig des Parasympathikus meine hohe sympathische Aktivierung wieder herunter.

> Es ist wichtig, zu wissen, dass nicht wir in einer Gefahrensituation entscheiden, sondern dass unser Stammhirn das für uns tut.

Ich sage dies deshalb so deutlich, weil gerade Missbrauchsopfern immer wieder vorgeworfen wird, dass sie nicht weggerannt seien oder sich gewehrt hätten, obwohl die Möglichkeit dazu bestanden hätte. Doch nicht sie haben das entschieden, sondern das Stammhirn, unser Reptiliengehirn! Es mag sein, dass das bei für Gefahrensituationen geschulten Polizisten und Soldaten im Auslandseinsatz noch steuerbarer ist – das Stammhirn könnte dann die Gefahrensituation mit Übungssituationen abgleichen. Und doch bin ich mir auch hier sicher, dass eine willentliche Entscheidung, welche Reaktion nun effizienter ist, trotz allen Trainings oft nicht möglich ist. Ich wünsche mir hier Entlastung für die Betroffenen!

Möglichkeit 3: Der Wolf ist schneller als ich und rennt auf mich zu. Dann kommt es zur sogenannten Immobilisierungsreaktion, früher auch Totstellreflex genannt. Wir unterscheiden die hypertone Immobilisierung und die hypotone Immobilisierung. Bei der *hypertonen Immobilisierung* hemmen sich Sympathikus und dorsaler Vagus gegenseitig. Ich bin wie erstarrt und kann mich nicht bewegen. Alle Muskeln sind zum Zerreißen angespannt. Unter der hypertonen Immobilisierung liegen enorm viel Kraft und Energie zur Verteidigung. Die Immobilisierungsreaktion erhöht die Wahrscheinlichkeit, zu überleben. Im Tierreich ist sie sehr sinnvoll, denn der Jäger lässt von seiner Beute ab. Ein scheinbar totes Tier, das erstarrt ist, ist für den Jäger oftmals nicht mehr interessant.

Die Immobilisierungsreaktion ist immer an eine Dissoziation gekoppelt. Das heißt, ich spüre nichts mehr und bin wie weg. Mein Geist koppelt sich vom Körper ab. Das ist sinnvoll, denn so spüre ich keinerlei Schmerzen und betrachte mich während des Geschehens wie von außen. Eine Dissoziation schützt mich also. Viele Menschen hätten ihre Kindheit nicht überlebt, gerade bei gewalttätigen oder sexuell missbrauchenden Eltern, wenn sie nicht dissoziiert hätten. Mittlerweile ist wissenschaftlich nachgewiesen, dass selbst Babys schon dissoziieren, wenn sie lange Zeit allein und unversorgt gelassen werden, eine für sie bedrohliche Situation. Die Dissoziation ist also auch ein Schutzmechanismus. Problematisch ist nur, dass der traumatisierte Mensch bei ähnlichen Reizen, wie während der Traumatisierung, immer wieder dissoziiert. Und das bedeutet, nicht im Hier und Jetzt zu sein, nicht richtig da zu sein, nicht mit sich und der Welt verbunden zu sein.

Ich unterscheide hier gerne zwischen ganz »netten«, kleinen Dissoziationen und sehr starken Dissoziationen. Kleine Dissoziationen wie Tagträume, aus dem Fenster starren oder während des Autofahrens plötzlich aufschrecken, weil man einen Teil der Strecke nicht mehr bewusst mitbekommen hat, sondern quasi automatisiert gefahren ist, kennen wohl die meisten von Ihnen. Starke Dissoziationen fühlen sich dagegen sehr, sehr unangenehm an. Ich fühle mich dann vielleicht wie im Nebel, weit weg, nicht in der Welt, zwischen mir und anderen befindet sich eine Glaswand oder eine Mauer. Als Traumatherapeutin würdige ich die Dissoziation als Schutzmechanismus, gleichzeitig begleite ich meinen Klienten dabei, den Schutz durch Dissoziation immer weniger zu brauchen, ich trainiere sie dem Klienten also ganz sanft ab. Denn in der Dissoziation ist keine Heilung möglich. Sprich, wenn ich gerade mit dem Klienten im Spüren bin und über den Körper Trauma verarbeite, dann ist die Verarbeitung unterbrochen, sobald eine Dissoziation einsetzt, eben weil der Klient nichts mehr spürt und wie weg ist. Sollten Sie von Dissoziationen betroffen sein, dann könnte es Ihnen helfen, mit den »Dissoziationstopps« in Teil III zu arbeiten.

Hält die Überwältigung weiter an, dann übernimmt der dorsale Vagus vollständig, der Körper erschlafft und kollabiert. Hier sprechen wir dann von einer *hypotonen Immobilisierungsreaktion.* Den Körper verlässt jegliche Spannung. Das kann bis zur Ohnmacht führen. Die Gefahr dabei ist, dass Betroffene mit einem erschlafften Muskeltonus häufig entspannt wirken. Entspannung und Erschlaffung sehen sehr ähnlich aus! Es ist manchmal nicht einfach, das zu unterscheiden. In der Traumatherapie muss ich hier häufig sehr gut aufpassen, da der Betroffene sich als entspannt beschreibt, unter der tatsächlich vorhandenen Erschlaffung aber sehr viel Energie liegt, die auf keinen Fall ungebremst hervorbrechen sollte.

Eine traumatische Reaktion entsteht dann, wenn der Körper keine Meldung bekommen hat, dass das gefährliche Ereignis vorbei ist und deshalb keine Normalisierung der Stressreaktion stattfinden konnte. Demnach ist das Nervensystem nicht mehr im Gleichgewicht, sondern schwankt ständig zwischen Über- und Untererregung.

Symptome von Über- und Untererregung

Symptome von *Übererregung* (sympathikoton gesteuert) können sein:

- ständige Nervosität,
- nicht zur Ruhe kommen, immer etwas machen müssen,
- Versuche, sich immer wieder selbst zu beruhigen, zum Beispiel durch Alkohol, Kiffen oder Ablenkung,
- fortwährendes Angespanntsein,
- Muskelanspannung und Schmerzen,
- Magen-Darm-Probleme,
- erhöhte Reizbarkeit,
- Schlaflosigkeit,
- Konzentrationsschwierigkeiten,
- Wutausbrüche,
- erhöhte Schreckhaftigkeit,
- Kicksuche, zum Beispiel durch Extremsport, gefährliche Abenteuer, Drogen, Sexualpraktiken oder häufig wechselnde Liebes- und Sexualpartner,
- Workaholics, dementsprechend häufig Burn-out,
- Schwierigkeiten, anderen Menschen zu vertrauen,
- Ängste,
- alles auf sich beziehen,
- Dissoziation (zum Beispiel bei Rage),
- Sucht, um sich runterzuregulieren,
- häufige Infektionen.

Übungen zur Selbstregulation bei Übererregung finden Sie in Teil III unter »Übungen zur Selbstregulation«.

Symptome von *Untererregung* (parasympathisch gesteuert) können sein:

- ein Gefühl von Sinnlosigkeit,
- Depression,
- sich »anders« fühlen,
- Dissoziation,
- Erschöpfung, Kraft- und Energielosigkeit,
- sich allein und abgeschnitten fühlen, vom Leben und von den Menschen wie durch eine Glaswand getrennt,
- von anderen als abwesend und nicht erreichbar erlebt werden,
- Sucht, um sich zu spüren,
- emotionale und körperliche Taubheit.

Bei den meisten traumatisierten Menschen wechseln sich Über- und Untererregung immer wieder ab. Oft sind ganze Körperteile eher in der Übererregung und andere wiederum in der Untererregung. So werden vielleicht nur ein erhöhter Herzschlag und eine flache und schnelle Atmung wahrgenommen (Übererregung) und die Beine als entspannt beschrieben. In Wirklichkeit sind die Beine aber in der Untererregung, häufig fühlbar durch einen hölzernen, erschlafften Muskeltonus.

Bei anderen wiederum ist es so, dass sie entweder vor allem in der Übererregung oder aber vor allem in der Untererregung sind. Die Übererregten werden häufig als auffällig und anstrengend wahrgenommen. Sie bekommen, gerade in Partnerschaften, häufig den Schwarzen Peter zugeschoben, meist von dem Partner, der in einer nach außen hin ruhig und anziehend wirkenden Untererregung steckt. Denn Vorsicht: Diese Menschen können nach außen hin ganz besonnen wirken, sie sind quasi die Ruhe selbst und damit sozial sehr anziehend und akzeptiert. Nur ist es leider so, dass es sich häufig nicht um eine echte Ruhe handelt, sondern dass das Nervensystem durch die Traumatisierung einfach in eine Untererregung gegangen ist. Die Probleme vieler Untererregter werden gesellschaftlich oft nicht wahrgenommen, denn die dunklen

Seiten der Untererregung sind häufig nur im Privaten sichtbar – sich davonmachen, nicht da sein, nicht zuhören können, nicht ansprechbar sein. Viele Partner werden ein Lied davon singen können. Menschen, die vorrangig in der Übererregung sind, suchen sich häufig eher Hilfe, da ihre Symptome wie hohe Anspannung, Schmerzen, Schlafstörungen, Ängste, Konzentrationsschwierigkeiten etc. häufig vordergründiger sind. Denn nicht jeder Untererregte hat eine derart ausgeprägte Depression, dass er das Gefühl hat, sich mit dieser in Traumatherapie begeben zu müssen. Auch hier gibt es also unterschiedliche Schweregrade. So kennt sicher jeder von Ihnen Menschen, die ständig auf Hochtouren laufen, sehr viel arbeiten und beruflich sehr erfolgreich sind, die also sehr viel mit Übererregung zu tun haben. Auch das ist gesellschaftlich hoch anerkannt, solange diejenige Person nicht aus dem System fällt. Denn unser Körper kann eine Übererregung nicht ewig kompensieren, sondern reagiert unweigerlich irgendwann. Denken wir nur an die klassischen »Managerkrankheiten« wie Herzinfarkte oder Schlaganfälle.

In der Traumatherapie haben es die Übererregten einfacher – die hohe Anspannung, Ängste und Ähnliches bekomme ich als Therapeutin gut reguliert. Sie erleben also relativ schnell eine Verbesserung ihrer Symptomatik. Anders die vorrangig Untererregten, diese muss ich erst einmal aus der Untererregung herausbekommen. Das ist nicht ganz so einfach, da sie sich oft nicht spüren oder eben denken, sie seien entspannt. Ich arbeite hier mittlerweile sehr häufig mit Körperkontakt, falls das möglich ist. Darüber bekomme ich Untererregte, deren Ursache häufig in einer frühen Traumatisierung als Baby liegt, oft schneller aus der Untererregung heraus.

Window of Tolerance – das Toleranzfenster: unser Ressourcenbereich

Jeder Mensch hat ein individuelles Toleranzfenster (»Window of Tolerance«), das heißt einen individuellen Ressourcenbereich, einen Bereich, in dem er sich gut selbst regulieren kann. Ist der Mensch in seinem Ressourcenbereich, dann kann er Ereignisse gut verarbeiten, ist aufnahmefähig, kreativ und hat einen großen Handlungsspielraum.

Wir alle streben an, in diesem Wohlfühlbereich – dem Window of Tolerance – zu sein und zu bleiben.

Hat ein Mensch ein breites Toleranzfenster, dann kann er mehr Gefühle wie Freude oder Ärger zulassen, also Erregung als solche und auch mehr Stress aushalten. Ist sein Toleranzfenster zu klein, dann kann er mit den unterschiedlichsten Dingen, die das Leben so zu bieten hat, an Freude, an Stress, an Ärger, mit unerwarteten Ereignissen und mit Erregung in seinem Körper nicht gut umgehen, kann das nicht halten und regulieren. Bei traumatisierten Menschen ist dieses Toleranzfenster schmaler als bei nicht traumatisierten Menschen.

Wie beschrieben, bewegen sich traumatisierte Menschen immer zwischen Über- und Untererregung hin und her. Sie sind nur wenig in ihrem Ressourcenbereich. Schon geringste Vorkommnisse wie eine sachliche Kritik durch den Chef können sie aus ihrem Ressourcenbereich herauskatapultieren, entweder in die Übererregung oder in die Untererregung. Außerhalb des Window of Tolerance ist der Mensch in seiner Selbstregulationsfähigkeit eingeschränkt. Menschen in Untererregung, zum Beispiel bei Depression, liegen unterhalb des Window of Tolerance, Menschen mit Übererregung, zum Beispiel bei Panik, liegen oberhalb des Window of Tolerance. Ziel der Traumatherapie ist es also, diesen Ressourcenbereich zu vergrößern, sodass flexibler reagiert und mehr gehalten werden kann und eine bessere Selbstregulation stattfindet, aber auch mehr Glück fühlbar ist. Denn dies geht genauso nur bei einem breiteren Toleranzfenster, da Glück ebenfalls eine höhere Erregung darstellt, die erst einmal gehalten werden muss.

Breites »Window of Tolerance«

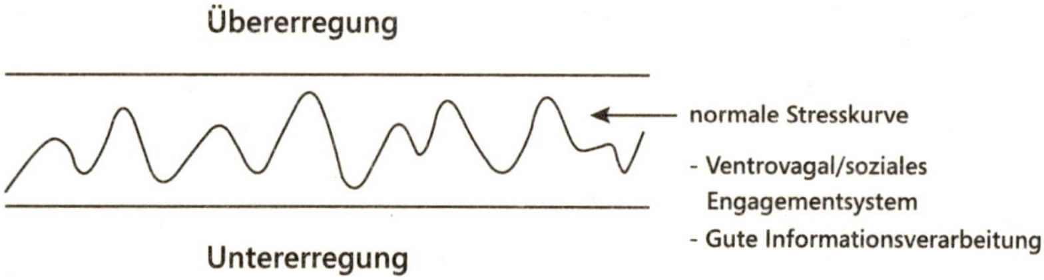

Schmales »Window of Tolerance«

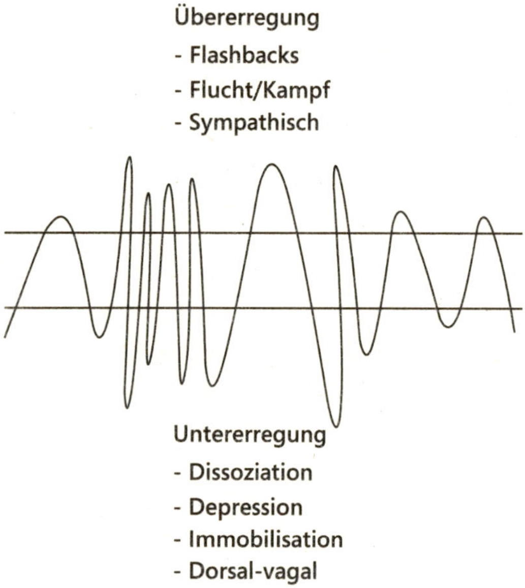

Da dieser Ressourcenbereich meist schon während der Schwangerschaft der Mutter, der Geburt und der frühen Zeit danach entsteht, schauen wir uns jetzt einmal genauer an, was in dieser prägenden Zeit mit dem Nervensystem des Babys passiert und warum seine Bezugspersonen hier so wichtig sind.

Warum die pränatale Zeit, die Geburt und die ersten drei Lebensmonate so wichtig sind

In der Zeit vom Mutterleib bis zu drei Monate nach der Geburt ist das Nervensystem des Babys noch unreif und kann sich nicht regulieren. Das neugeborene Baby kann sich also bei Stress wie Hunger, Angst, Müdigkeit, Überreizung nicht selbst beruhigen, sondern braucht seine Eltern oder andere Bezugspersonen dazu. Deshalb wird das Kind gehalten, gekuschelt, gewiegt, mit liebevollen Worten und Blicken beruhigt – eben, weil es das nicht selbst kann. Erst ab dem vierten Lebensmonat beginnt das Baby, sich selbst zu regulieren.

Befindet sich die Mutter während der Schwangerschaft im Stress, so schüttet der Körper verschiedene Stresshormone wie Adrenalin, Noradrenalin, Dopamin oder Vorstufen des Hormons Cortisol vermehrt aus. Als Folge davon erhöhen sich die Herzfrequenz, der Blutdruck und die Atmung bei der Mutter. Ihre Muskulatur spannt sich an und die Verdauungstätigkeit wird herabgesetzt. Das ungeborene Kind kann diese Veränderungen wahrnehmen, so beschleunigt sich der Herzschlag des Babys kurz nach dem der Mutter[3].

So kann es sein, dass die Mutter während der Schwangerschaft vielleicht viel mit dem Kindsvater streitet oder dass sie ein Schocktrauma wie einen Autounfall erleidet. Es kann aber auch sein, dass sie generell über ein Nervensystem verfügt, welches sich nicht gut reguliert.

Weitere sehr frühe Traumatisierungen entstehen durch den Tod eines Zwillings oder mehrerer Kinder im Mutterleib. In meiner Praxis habe ich sehr viel damit zu tun. Es ist wichtig, zu verstehen, dass der Erwachsene sich später zwar nicht bewusst daran erinnern kann, diese Erfahrung aber trotzdem als abrufbare Körpererinnerung gespeichert ist. Wir sprechen hier von einer Erfahrung von existenzieller Angst, Alleinsein und Tod, ohne dass das Baby das einordnen könnte. Viele überlebende Zwillinge wollen auch als Erwachsene unbewusst ihren toten Geschwisterchen folgen.

> In der Zeit vom Mutterleib bis zu drei Monate nach der Geburt auftretende Traumatisierungen führen zu einer globalen hohen Aktivierung (»Global High Intensity Activation«, kurz GHIA). Diese betrifft nicht nur das autonome Nervensystem, sondern auch das Zentralnervensystem. Sie wirkt sich zudem auf das Immunsystem, die Haut, das Bindegewebe, die Organe und das Hormonsystem aus.

Auch eine komplizierte und lebensgefährliche Geburt kann zu einer GHIA führen. Ist ein Klient davon betroffen, so geht der Körper häufig zum passenden Zeitpunkt von allein während der Traumatherapie noch einmal durch die Geburt, oft über mehrere Stunden.

Was geschieht bei Stress, Angst, Ärger oder Wut? Es kommt zu einer hohen sympathischen Erregung im Nervensystem. Diese Erregung kann das Baby nicht allein abbauen, sondern nur, indem die Eltern es regulieren und beruhigen. So lernt das Nervensystem des Kindes sich zu regulieren, auf Anspannung erfolgt wieder Entspannung, das Kind kann nach der Beruhigung durch die Mutter oder den Vater wieder ruhig und friedlich schlafen.

Anders ist es, wenn diese Regulation durch die Eltern ausbleibt und sie das Kind schreien lassen. Das Baby wird sich erst in Rage schreien, ohne irgendeine Möglichkeit sich selbst zu beruhigen und runterzuregulieren. Erfolgt hier keine Reaktion der Eltern, dann wird das Baby irgendwann aufgeben und still und ruhig werden. Das ist aber keine echte Ruhe, sondern eine dissoziative! Das Nervensystem des Babys konnte den hohen sympathischen Stress nicht mehr halten. Dementsprechend kommt es zu der beschriebenen Immobilisierungsreaktion beim Baby, sichtbar durch die Erstarrung des Babys bis hin zum Kollaps. Gerade Letzteres, die dorsal-vagal gesteuerte Erschlaffung, sieht häufig wie eine Entspannung des Körpers aus. Das Baby ist aber keineswegs entspannt, sondern sein Körper, die Muskeln sind erschlafft. Als Schutzmechanismus kommt die Dissoziation hinzu – das Kind spaltet sich mit seinem Geist vom Körper ab. Es fühlt und spürt sich und seinen Körper nicht mehr, es muss seinen Schmerz nicht mehr aushalten und ist wie betäubt.

Die Folge einer globalen hohen intensiven Aktivierung (GHIA) ist ein Nervensystem, das sich überhaupt nicht regulieren kann und permanent in einer Über- und Untererregung verharrt. Dies bleibt zeitlebens so, bis der Betroffene eine Traumatherapie anfängt, am besten eine körperorientierte wie Somatic Experiencing®.

So habe ich Klienten, die mit Anfang 70 zu mir kommen, weil sie merken, dass sie aus ihrem Stress und ihrer Anspannung nicht herauskommen. Ich erinnere mich an eine Klientin dieses Alters, die selbst als Psychotherapeutin tätig war und dementsprechend viel an sich gearbeitet hatte. Ihre Symptome und Reaktionsweisen blieben jedoch leider unverändert und beeinträchtigen ihr Leben weiterhin. Sie wurde früh traumatisiert, während des Zweiten Weltkriegs, und litt an der beschriebenen globalen hohen intensiven Aktivierung des Nervensystems.

Hier gilt es, diesem Nervensystem in der Traumatherapie erst einmal eine Grundregulation beizubringen. Erst wenn diese vorhanden ist, darf ich an die eigentlichen Traumathemen gehen. Stelle ich am Anfang der Traumatherapie keine Grundregulation her, fliegt mir das Traumamaterial um die Ohren, und es kann zu einer massiven Retraumatisierung kommen. Mehr dazu finden Sie unter »Retraumatisierung – alles Traumamaterial bricht nach oben«.

Ein gesundes, sich regulierendes Nervensystem kann wie eine große Obstschale sehr viel an dem, was das Leben so zu bieten hat, halten: Freude, Liebe, Stress, Angst, Trauer, Wut etc. Es kann aus einer hohen sympathischen Erregung wie »Ich habe mich über meinen Chef geärgert!« wieder in eine tiefe Entspannung kommen. Das nicht regulierte Nervensystem kann das gerade nicht, sondern kann nur wenig halten, wie eine ganz kleine Salatschüssel. Es kann sich innerhalb einer generell vorhandenen, starken sympathischen Erregung nur ein ganz klein wenig entspannen.

Menschen mit einer globalen hohen intensiven Aktivierung (GHIA) verfügen also über ein nicht reguliertes, oft chaotisches Nervensystem. Wichtig: Dieses Chaos im Innern kann auch im Außen Chaos schaffen!

Das ist so gut wie nicht bekannt. Ein chaotisches Nervensystem kann nicht nur die bekannten Traumasymptome produzieren, sondern im schlechtesten Fall auch Chaos im Außen.

Nora ist hochintelligent. Sie gibt ihr Bestes und strengt sich in ihrem Leben und Alltag sehr an. Alle Unterlagen für Behörden füllt sie sorgfältig aus. Und doch ist sie es, die trotz aller Mühe ihrerseits immer wieder erlebt, dass Behörden ihr Steine in den Weg legen, dass in ihrem Leben ganz viele Hindernisse auftauchen.

Gemeint ist hier: Jemand macht alles richtig, und trotzdem taucht im Außen nur Chaos auf! Das lässt die Betroffenen häufig verzweifeln, geben sie sich doch solche Mühe und haben schon unter den Traumasymptomen zu leiden, und dann klappt so vieles im Leben nicht.

Wichtig: Es ist nicht die Schuld der Betroffenen! Es ist das Chaos im Nervensystem. Denn tritt hier Ruhe ein und wird das Nervensystem ruhiger und regulierter, dann wird auch das Außen, das Leben an sich geordneter und entspannter.

Transgenerationale Traumatisierung – warum wir alle betroffen sind

Für mich gehört die transgenerationale Traumatisierung zu den komplexen Traumatisierungen.

Bei der transgenerationalen Traumatisierung wird das Trauma von der ersten Generation von Traumaüberlebenden auf die zweite und weitere Generationen von Nachkommen übertragen.

Man sagt, dass diese Vererbung bis zur siebten Generation gehen kann. Schauen wir uns den Ersten und Zweiten Weltkrieg an, dann wissen wir, was das für Deutschland bedeutet. Bei jedem von uns waren entweder die Eltern, Großeltern oder Urgroßeltern im Krieg oder waren von den Kriegsfolgen betroffen. Manche meiner älteren Klienten wurden in der Kriegszeit geboren. Was heißt das?

Viele der Menschen, die während des Zweiten Weltkriegs geboren wurden, die sogenannten »Kriegskinder«[4] sind heute 80 Jahre und älter, viele von ihnen sind schon in Alten- und Pflegeheimen. Dort brechen nach Jahren des Schweigens und Verdrängens im hohen Alter die Erlebnisse des Zweiten Weltkrieges wieder auf: Bombardierung, Vergewaltigung, Hunger, Vertreibung, Heimatverlust, um nur einige zu nennen – ein Schrecken, der für uns unvorstellbar ist. Die Pflegenden sind mit den Senioren und ihren Erinnerungen häufig überfordert. Hilfe gibt es dort kaum. Manche schaffen es noch in meine Praxis, falls sie noch rüstig und gut informiert sind. Viele haben ein Leben lang gut funktioniert und nun bricht im Alter noch einmal alles auf.

Frau Schmidt ist heute 83 Jahre alt. Sie wurde in Ostpreußen geboren. Auf dem elterlichen Gut erlebte sie eine relativ unbeschwerte Kindheit, bis die russische Armee 1944 einmarschierte. Zu diesem Zeitpunkt war sie acht Jahre alt. Sie konnte deshalb und aufgrund ihrer glücklichen Kindheit eine deutlich höhere Resilienz (Widerstandskraft) entwickeln – gerade im Umgang mit den Kriegstraumata – als die Kinder, die direkt während des Krieges zur Welt kamen. Frau Schmidt musste 1944 mit ihrer Familie flüchten. Auf der Flucht erlebte sie unsägliche Not – die Vergewaltigung von Frauen, Hunger, Kälte, Menschen, die starben. Sie wurde mit anderen wie Vieh zusammengetrieben und in Waggons gesperrt. So kam sie nach Schleswig-Holstein. Dort wurden die Flüchtlinge aufgenommen, auch wenn sie nicht gerne gesehen waren. Frau Schmidt schaffte es, ihren Schulabschluss nachzumachen und zu studieren. Sie heiratete und bekam drei Kinder. Die Kinder erlebten ihre Mutter vor allem als funktionierend. Sie war da, aber oft nicht wirklich anwesend.

Es war ihr nur begrenzt möglich, sich in ihre Kinder einzufühlen und diese zu sehen. Sie war oft hilflos und schnell überfordert, wenn die Dinge über Alltagspraktisches hinausgingen. Gefühle wurden nicht gezeigt. Kuscheln gab es nicht. Die Mutter erzählte ihren Kindern immer wieder schreckliche Details aus ihrer Kriegsbiografie, sie wollte von ihnen verstanden werden und Trost erhalten. Ruhige Momente gab es in der Familie selten, permanenter Stress und Streit waren normal. Frau Schmidt ging es, wie im Krieg, nur um das blanke Überleben, das musste reichen. Gesellschaftlich gesehen, war Frau Schmidt auch durch die berufliche Stellung ihres Mannes hoch anerkannt. Sie kam mit ihrem Mann zu beträchtlichem Vermögen. Jetzt, im Alter, nach dem Tod ihres Mannes, tauchen nachts Flashbacks von der Flucht auf, verbunden mit starken Angstzuständen. Sie erlebt sich als depressiv und kraftlos. Ihr Kriegstrauma holt sie ein.

Was wir hier sehen, ist ganz typisch für Kriegstraumata. Um den Schrecken zu überleben, musste Frau Schmidt stark dissoziieren und verdrängen. Krieg ohne eine starke Dissoziation zu überleben ist nicht möglich, auch wenn Menschen, die während des Krieges in nährenden Beziehungen lebten, nicht so stark betroffen sind wie jene, die diese Beruhigung und Stabilisierung durch andere Menschen nicht hatten. Wie wir bereits gesehen haben, bleibt diese Dissoziation, die eigentlich ein sinnvoller Schutzmechanismus war, oft ein Leben lang. Sie schützt Frau Schmidt und behindert sie gleichzeitig. Durch die Dissoziation kann Frau Schmidt gut funktionieren. Gleichzeitig ist sie nicht mit sich verbunden und fühlt sich nicht. Dadurch kann sie sich auch nicht gut mit ihren Kindern verbinden und diese fühlen. Wie beschrieben, ist sie da und gleichzeitig doch oft nicht anwesend. Was macht das mit den Kindern? Diese erleben ihre Mutter (dasselbe gilt für die Väter, die aus dem Krieg kamen) als nicht erreichbar, nicht präsent. Für ein Kind ist das höchst beängstigend. Es wird von der Mutter nicht gespiegelt, nicht gehalten, nicht bekuschelt.

Und hier sind wir schon bei den transgenerationalen Traumatisierungen. Die Kriegskinder hatten also oft bereits Eltern, die nicht wirklich ansprechbar und häufig dissoziiert waren. Das Kind lernt dann: Ich erreiche meine Eltern nicht, ich bin nicht wichtig. Oder das Kind lernt: Meinen Eltern geht es so schlecht, dann muss ich ganz brav sein, mich anpassen. Das war übrigens damals auch eine ganz gängige Erziehungsmethode – den Kindern wenig Beachtung schenken, sie »hart wie Kruppstahl machen«. Wir sprechen von der sogenannten »Schwarzen Erziehung«, wie sie die österreichisch-deutsche Ärztin und Autorin Johanna Haarer in Erziehungsratgebern wie *Die Mutter und ihr erstes Kind* in der Nazizeit propagierte. Demnach bildeten die Kriegsenkel ebenfalls ein nicht gut reguliertes Nervensystem heraus und lernten, stark zu dissoziieren. Die Kriegsenkel vererben das wieder an ihre Kinder und so weiter ... Wir sehen, dass dieser Kreislauf endlos weitergeht, wenn er nicht unterbrochen wird.

Dabei wird transgenerationales Trauma nicht nur »sozial« vererbt, wie oben beschrieben, sondern scheint sich auch im Genmaterial zu verankern. So dokumentierten Wissenschaftler des Max-Planck-Instituts für Psychiatrie in München[5], dass manche Varianten des FKBP5-Gens durch ein frühes Trauma epigenetisch verändert werden. Bei Menschen mit dieser genetischen Veranlagung verursacht das Trauma eine dauerhafte Fehlregulation des Stresshormonsystems. Die Folge ist eine lebenslange Behinderung im Umgang mit belastenden Situationen, welche häufig zu Depression oder Angsterkrankungen im Erwachsenenalter führt. So leiden Mütter, die in ihrer Kindheit Opfer von Missbrauch oder Vernachlässigung durch enge Bezugspersonen wurden, ein Leben lang unter den Auswirkungen. In der Folge misshandeln oder vernachlässigen einige von ihnen selbst ihre Kinder. Darüber hinaus führen die Traumatisierung und die unsichere Bindung dieser Mütter zu einer verminderten Oxytocinverfügbarkeit (Oxytocin gilt als »Bindungshormon«, es stärkt soziale Bindungen und fördert das Vertrauen), mit der Folge, dass die Interaktion mit ihrem Kind als wenig belohnend erlebt wird. Außerdem gibt es erste Hinweise, dass emotionale Vernachlässigung auf epigenetischem Weg die Oxytocinausschüttung im Hypothalamus des Kindes vermindert.

> Wir sehen also: Trauma ist ansteckend! Wenn ein Nervensystem immer im Alarmzustand ist, dann kann sich das auf andere Menschen in unserem Umfeld übertragen, besonders auch auf unsere Nachkommen.

Das wissen leider auch Kriegsverbrecher. So wird sexualisierte Gewalt bewusst als Kriegswaffe eingesetzt. Kriegsverbrecher wissen genau, dass mit der sexualisierten Gewalt ganze Generationen zerstört und geschwächt werden. Das hat auch ökonomische Auswirkungen für das betroffene Land.

Schauen wir uns die syrischen Flüchtlinge an, dann sind wir ganz aktuell mit dem Thema der transgenerationalen Traumatisierung konfrontiert. Die Mehrzahl der Syrer ist durch Krieg und Flucht traumatisiert. In Deutschland leben viele von ihnen weiterhin in prekären und unsicheren Verhältnissen. Traumatherapie gibt es für sie so gut wie keine. Die raren Stellen sind hoffnungslos überlaufen. Bei vielen ist zudem der Aufenthaltsstatus unsicher. Dadurch werden sie weiter traumatisiert. Wie beschrieben, haben wir es damit im Rahmen der transgenerationalen Traumatisierung über Generationen mit Trauma zu tun. Es wäre also wesentlich, hier so schnell wie möglich Traumatherapie oder eine Stabilisierung zu installieren – wobei Traumatherapie nur dann durchgeführt werden kann, wenn der Aufenthaltsstatus und die Unterkunft sicher sind, sonst ist die Gefahr einer Destabilisierung oder sogar Retraumatisierung zu groß. Ein Flüchtlingswohnheim ist leider kein wirklich sicherer Ort.

Sekundäre Traumatisierungen – die schleichende Gefahr

Eine Sonderform der Traumatisierung ist die sekundäre Traumatisierung. Ihre Auswirkungen werden oft unterschätzt.

> Sekundäre Traumatisierungen entstehen dann, wenn jemand nicht primär, sondern indirekt von einer Traumatisierung betroffen ist. Befördert wird die sekundäre Traumatisierung durch das Gefühl von Hilflosigkeit, insbesondere bei den helfenden Berufen.

Ob ich sekundär traumatisiert werde, hängt natürlich auch von meiner Resilienz und von eigenen traumatischen Vorerfahrungen ab. Im Falle eigener traumatischer Vorerfahrungen bin ich für eine sekundäre Traumatisierung anfälliger. Sekundäre Traumatisierungen betreffen vor allem die helfenden Berufe wie Psychotherapeuten (und hier vor allem Traumatherapeuten), Feuerwehrleute, Rettungsdienste, Polizei, Flüchtlingshelfer und weitere. Denn wir erinnern uns: Trauma ist ansteckend. Habe ich dauerhaft mit traumatisierten Menschen zu tun, dann macht das etwas mit mir als Helfer, schon allein durch die sogenannten Spiegelneuronen.

Spiegelneurone sind Nervenzellen im Gehirn, die durch die Gegenwart anderer Menschen aktiviert werden und sozusagen spiegelbildlich die Gefühle oder Körperzustände des anderen in uns wecken. So gibt es Untersuchungen, dass ich allein dadurch, dass ich einen anderen bei seinen Handlungen beobachte, dasselbe empfinde wie dieser. Vielleicht kennen Sie das auch: Ein Kollege berichtet von seinem Knieschmerz, und auf einmal verspüren Sie dort auch einen Schmerz, obwohl Ihr Knie gesund ist. Oder Ihr Klient gähnt, und Sie müssen auch gähnen, obwohl Sie nicht müde sind. Oder Ihre Freundin lächelt und Sie lächeln mit. Für alle diese Phänomene sind Spiegelneuronen verantwortlich. Im besten Sinne helfen sie uns also, uns in andere einzufühlen und empathisch zu reagieren. Im schlechtesten Fall führen sie dazu, dass in uns, zum Beispiel bei mir während der Erzählung eines traumatischen Ereignisses durch den Klienten, die gleichen Gehirnareale angeschaltet werden und wir als Zuhörende ebenfalls in eine Über- oder Untererregung gehen oder traumatische Gefühle/Körperzustände erleben, meist ohne dass es uns zunächst bewusst ist.

Ich hatte schon erwähnt, dass es aus traumatherapeutischer Sicht für den Klienten schädlich ist, immer und immer wieder im Detail seine traumatische Geschichte zu erzählen. Dasselbe gilt infolge der Spiegelneuronen demnach für seinen Psychotherapeuten, auch für ihn ist es schädlich, sich diese Geschichten immer wieder im Detail anzuhören. Auch mit seinem Nervensystem macht das etwas, genauso wie starke Dissoziationen, Angstzustände und Panik bei den Klienten. Ich muss als Helfer die hohe Unter- und/oder Übererregung der Klienten halten können. Ich muss ihnen etwas entgegensetzen, sie beruhigen können. Sehe ich allerdings immer wieder schreiende und verletzte Menschen, Menschen in Lebensgefahr, bei Unfällen, so wie viele Rettungskräfte, dann kann es sein, dass ich als Helfer selbst ängstlich werde, Schlafstörungen entwickle, mich nur schwer entspannen kann und die Bilder nicht mehr aus meinem Kopf bekomme. Vielleicht habe ich auch erst einmal »nur« keinen Appetit mehr oder reagiere auf meine Familie gereizter als üblich, habe das Gefühl, hier nichts mehr geben zu können. Manchmal ist die Symptomatik auch schleichend, kaum bemerkbar, vielleicht bemerke ich weniger Kraft oder bin einfach nur noch erschöpft. Die entsprechenden Symptome können vielfältig sein.

Beobachte ich also bei mir eine länger andauernde Verhaltensänderung oder eine Psychosomatik, dann sollte ich mir als Helfer überlegen, ob ich nicht sekundär traumatisiert sein könnte, und sollte entsprechende Gegenmaßnahmen ergreifen. Das kann ein längerer Urlaub sein, das kann eine bessere Psychohygiene sein mit mehr Freizeit, Sport und schönen Erlebnissen. Das können aber auch ganz konkrete Schutzübungen aus der Traumatherapie, Traumatherapie als solche oder sogar eine Krankschreibung sein.

Ich sage immer: Ich kenne keinen guten Traumatherapeuten, der nicht jeden Morgen, bevor er in den Tag geht, seine Übungen macht, um sich in die Mitte zu bringen, sich auszurichten und eben auch zu schützen. Das ist echte Selbstfürsorge und sollte wie Duschen für jeden Helfer am Tag dazugehören. Supervision wäre ein weiteres Instrument, welches helfen könnte, eine sekundäre Traumatisierung zu verhindern. Sie sollte verbindlich und verpflichtend vom Arbeitgeber für alle helfenden Berufe angeboten werden. Leider ist das meist nur bei den Sozialarbeitern und den Psychotherapeuten der Fall. In der Supervision finde ich Unterstützung, kann schwierige Fälle und Erlebnisse reflektieren und neue Sichtweisen und Lösungen erarbeiten. Darüber hinaus ist es ganz wichtig, eine ausgefüllte und schöne Freizeit zu haben, mit Hobbys, die Freude machen, und Menschen, die einen mögen. Ich muss dem traumatischen Stress also etwas entgegensetzen, auch das hilft. Und natürlich sollte ich prüfen, mit welchen Menschen ich mich privat und hier vor allem in der Partnerschaft umgebe. Nähren mich diese Menschen, lieben und fördern sie mich, habe ich Freude mit ihnen oder muss ich privat auch noch den Helfer spielen und habe einen depressiven Partner zu Hause? Denken Sie an die Spiegelneuronen und prüfen Sie diesen wichtigen Punkt als Helfer für sich.

Die meisten deutschen Haushalte verfügen heute über einen großen Fernseher. Viele schauen auf diesen Fernsehern Nachrichten. Die Schreckensbilder von Krieg, Armut und Katastrophen flackern also großformatig ins Haus. Für das Gehirn ist das so, als ob ich als Zuschauer in der Katastrophe dabei bin, der Abstand fehlt. Schaue ich oft genug Horrormeldungen, Thriller und Krimis, dann führt das dazu, dass mein Nervensystem in eine hohe Aktivierung geht. Das heißt, ich werde aufgeregter oder bekomme Herzklopfen und kann vielleicht nach dem »Tatort« nicht mehr einschlafen. Wenn ich zu Stress und Schlafproblemen neige, sollte ich mir also ganz genau überlegen, was ich sehe und wann ich es sehe. Ich empfehle meinen Klienten hier, wieder auf die gute alte Tageszeitung umzusteigen, denn die Fotos sind viel kleiner, es fehlt der Ton, und ich bin nicht so nah dran, sondern kann jederzeit umblättern.

Kapitel 3
Retraumatisierung – alles Traumamaterial bricht nach oben

Retraumatisierung und ihre Symptome erkennen

Wie zu Beginn des Buchs in meiner Geschichte bereits beschrieben, gestalten sich die Symptome einer Retraumatisierung völlig anders als die einer Traumatisierung, obwohl einer Retraumatisierung eine Traumatisierung zugrunde liegt und es klare Parallelen in den Symptomen gibt.

Traumata sind miteinander vernetzt und verbunden. Viele von Ihnen werden das Spiel Mikado kennen. Beim Mikado liegen viele Stäbchen in einem großen Haufen aufeinander. Dieser Mikadohaufen symbolisiert sehr schön die miteinander vernetzten Traumata. Ziel des Spiels ist es nun, ganz sanft ein Stäbchen nach dem anderen herauszuziehen, ohne dass die anderen wackeln. So ähnlich ist es bei einer körperorientierten Traumatherapie wie Somatic Experiencing®: Hier versuche ich, quasi ein Stäbchen nach dem anderen aus dem Haufen zu ziehen, ganz sanft und zart. Damit werden auch sämtliche andere Bestandteile des »Traumahaufens« berührt. Das heißt, arbeite ich mit einem Trauma, berühre ich auch automatisch andere Traumata, allerdings auf heilsame Weise. Ziel ist es, meinen Mikado-Traumahaufen aufzulösen oder zu reduzieren.

Bei einer Retraumatisierung hingegen fliegt mir plötzlich der ganze Haufen um die Ohren, dann liegt kein Stäbchen (Trauma) mehr auf oder an dem anderen. Das heißt: Traumata, die vorher noch miteinander verbunden und »gut abgelegt« im Gehirn waren, stieben jetzt völlig auseinander und sind nicht mehr miteinander verbunden und in Kontakt.

In diesem Fall werden die lange etablierten Abwehrmechanismen außer Kraft gesetzt, sodass es zu einer Überflutung mit altem Traumamaterial kommt. Der betroffene Mensch hat bei einer Retraumatisierung

Gefühle, Bilder, Körperempfindungen und Wahrnehmungen, als ob er in diesem Moment direkt die alte Traumatisierung erneut durchleben würde. Er ist diesen Symptomen hilflos ausgeliefert und erkennt sich selbst, sein Erleben, seine Gefühle und seine Reaktionen nicht wieder. Bei einer Retraumatisierung geht ein Mensch wirklich »durch die Hölle«.

Vor der Retraumatisierung hatte dieser Mensch vielleicht auch Symptome, die auf ein Trauma hinwiesen (siehe auch unter »Überaktivierung des Nervensystems« und »Symptome von Über- und Untererregung«), wie beispielsweise immer angespannt zu sein, auf »Hochtouren zu laufen«, manchmal »wegzudriften«, Depressionen, Ängstlichkeit, Schwierigkeiten in Beziehungen oder psychosomatische Beschwerden, um nur einige zu nennen. Sie wissen, es gibt noch viel mehr. Viele Betroffene, wenn auch nicht alle, haben diese Symptome irgendwie im Griff, sie können damit, vielleicht eingeschränkt, aber doch recht gut leben. Und bei manchen ist die Grundtraumatisierung nach außen hin auch gar nicht sichtbar bzw. wird nicht mit einem Trauma in Zusammenhang gebracht. So traf ich letztens eine Arzthelferin, die mir erzählte, dass sie zwei Monate im Brutkasten lag. Sie sagte, ihre einzige Symptomatik, die sie jedoch mithilfe von Medikamenten gut in Schach halte könne, sei ihre seit dem Grundschulalter wiederkehrende Migräne. Nach außen hin wirkte sie kompetent, ruhig und besonnen und lebte in einer glücklichen Beziehung. Wir sehen also, eine Traumatisierung muss nicht immer auffällig sein – wobei ich mir ganz sicher bin, dass ihre Migräne mit der frühen Traumatisierung im Brutkasten und der damit verbundenen globalen hohen Aktivierung in ihrem Nervensystem zu tun hat.

Und das ist der Unterschied zu einer Retraumatisierung. Hier kann ich überhaupt nicht mehr leben, hier geht es um pures Überleben, um das Gefühl: »Das überlebe ich nicht, das bin ich nicht, ich erkenne mich nicht wieder.« Hier entwickeln sich die überwältigenden Symptome zu einem derartigen Grauen, dass der betroffene Mensch nur noch mit maßlosem Entsetzen reagiert. Die normalen Ichfunktionen wie allein sein können, schlafen können, sich selbst mit Abstand als Beobachter betrachten und über sich nachdenken, Konzentration und strukturiertes Denken und Handeln greifen nicht mehr oder nur sehr begrenzt. Der Betroffene agiert nicht mehr als der Erwachsene, sondern wie das ehemals traumatisierte Kind. Bei verschiedenen Traumata in unterschiedlichen Lebensphasen kann der Betroffene zwischen diesen hin- und herswitchen, meist ohne das überhaupt zu bemerken. Mal reagiert er vielleicht wie das allein gelassene Kleinkind, mal wie der pubertierende Teenager und dann wieder wie das verlorene, abgetrennte Baby im Brutkasten. Wohlgemerkt, die Person fühlt sich exakt so, denn die Abspaltung des alten Traumamaterials/die lange etablierten Abwehrmechanismen funktionieren nicht mehr. Es ist alles von damals da – und alles auf einmal und massiv überflutend.

Auch viele Traumabetroffene ohne Retraumatisierung kennen dieses Switchen zwischen verschiedenen inneren Kindern und Lebensaltern, nur gibt es bei ihnen meist noch irgendwo einen funktionierenden Erwachsenen, ein Erwachsenenich. Bei einer Retraumatisierung findet der Betroffene gar nicht mehr in sein Erwachsenenich oder nur noch in Teilbereichen seines Lebens wie der Arbeit. Das Erwachsenenich und die damit verbundenen Ichfunktionen müssen erst wieder mit viel Arbeit etabliert werden. Hier ein Fallbeispiel zum besseren Verständnis dessen, was eine Retraumatisierung ausmacht.

Anna ist Anfang 20, als sie zu mir kommt. Sie reist extra aus Westdeutschland zu mir nach Berlin an, weil sie in ihrem Heimatort keinen geeigneten Traumatherapeuten findet. Anna ist eine intelligente und hübsche junge Frau. Als sie zu mir kommt, kann sie das nur, weil ihr Vater sie die weite Strecke mit dem Auto fährt. Allein wäre sie nicht in der Lage, mit dem Zug, Auto oder Flugzeug zu reisen, denn sie steckt mitten in einer Retraumatisierung. Sie hat körperliche Symptome, die im ersten Moment auf Multiple Sklerose hindeuten (massive Taubheitsgefühle in den Beinen), die jedoch medizinisch ohne Befund sind. Hinzu kommen starke Nahrungsmittelunverträglichkeiten. Sie kann, als sie zu mir kommt, kaum vernünftig essen, ist panisch, kann nicht mehr allein leben und hat das Gefühl, nicht mehr überlebensfähig zu sein. Ihren Beruf kann sie zu diesem Zeitpunkt nicht mehr ausüben, sie ist krankgeschrieben. Die Psychiaterin

hat eine Posttraumatische Belastungsstörung (PTBS) diagnostiziert. Aktueller Auslöser für die Retraumatisierung scheint die schwierige Trennung von ihrem Freund vor einigen Monaten zu sein.
Anna wurde durch ihre Mutter als Kind stark traumatisiert und terrorisiert – »Ich liebe und ich hasse dich!«. Als sie zu mir kommt, ist ihr das überhaupt nicht klar. Die starken Symptome, die sie schildert und die ich bei ihr erlebe, stehen nicht in Einklang mit ihrer zunächst sehr banal erzählten Geschichte. Von Anfang an fehlt etwas, denn zu einer derart starken Retraumatisierung kann es nur kommen, wenn viel Traumamaterial da ist. Erst nach und nach erschließt sich das Mutterthema. Das ist schlimm für Anna, gerade weil sie aktuell so sehr auf die Unterstützung von Mutter und Vater angewiesen ist.
Anna arbeitet sehr hart an sich. Das ist für sie sehr anstrengend und für mich auch, da sie sehr auf mich angewiesen ist, auf weit mehr Unterstützung als meine anderen Klienten. Doch es lohnt sich – nach einem Jahr intensivster Arbeit (einmal pro Woche in Berlin, einmal pro Woche per Skype) schafft sie es, wieder eine eigene Wohnung zu beziehen, wenn auch mit ganz viel Angst und viel Unterstützung, aber es geht. Nach eineinhalb Jahren fängt sie im Rahmen des Hamburger Modells wieder an, zu arbeiten. Sie fährt wieder Auto. Sie hat Freunde. Die Taubheitsgefühle sind verschwunden, die Panikattacken sind nicht mehr da. Übrig bleiben eine Ängstlichkeit, eine schnelle Übererregung und mehr und mehr das Wissen und Erleben, das selbst in den Griff zu bekommen, sich selbst regulieren und halten zu können. Als schönen Nebeneffekt der Traumatherapie haben sich ihre Nahrungsmittelunverträglichkeiten und Allergien weitestgehend aufgelöst, sodass Anna wieder normal essen kann. Natürlich ist Anna nicht mit der Therapie »fertig«. Es bleibt weiterhin noch einiges zu tun, gerade ihre Abhängigkeit in Beziehungen zeigt das, aber sie lebt wieder, sie kann jung sein, Freude haben, sie ist und wird mehr und mehr die, die sie wirklich ist, jenseits von Trauma! Dazu benötigt sie nur noch ein- bis zweimal pro Monat Traumatherapie.

Der Unterschied zwischen Retraumatisierung und Getriggertsein

Manch einer, der sich mit Trauma auskennt und/oder selbst betroffen ist, wird an dieser Stelle vielleicht einwenden, dass die Wahrnehmung von Bildern, Gefühlen und Körperempfindungen, das Empfinden, völlig überflutet zu werden, quasi mitten im Trauma zu stehen, nicht mehr klar denken und handeln zu können, ja auch auf ein »Getriggertsein« schließen könnte. Das stimmt so nicht. Was Trigger sind, habe ich unter »Neurobiologie – Überaktivierung des Nervensystems« erklärt. Bei Triggern sind die beschriebenen Reaktionen auf den Auslösereiz vorübergehender Natur. Sie verschwinden, wie bereits beschrieben, meist von allein, längstens innerhalb von ein bis zwei Tagen oder nach einer einzelnen Traumatherapiesitzung wieder. Bei der Retraumatisierung befinde ich mich aber ständig in der beschriebenen Überflutung, ohne dass diese aufhört. Ich bin als Betroffener so sensitiv, dass ich vielleicht sogar auf die elektromagnetischen Strahlen meines Computers reagiere, dass es mir unmöglich ist, in ein Einkaufszentrum zu gehen, weil ich weder die Geräusche, noch das grelle Kunstlicht, noch die Menschen von mir weghalten kann, sondern alles auf mich einströmt und mich überflutet.

Ich hoffe, ich konnte Ihnen den Unterschied damit deutlich machen.

Unter einer Retraumatisierung versteht man das verstärkte Auftreten von Traumasymptomen. Eine Retraumatisierung wird durch eine erneute Traumatisierung oder eine belastende Situation hervorgerufen und kann von der betroffenen Person nicht mehr bewältigt werden. Dazu muss es in der Vergangenheit ein Ursprungstrauma gegeben haben. Das Wiedererinnern und Wiedererleben von traumatischen Ereignissen inklusive der damit verbundenen Emotionen und Körpererinnerungen beziehen sich hierbei auf das Ursprungstrauma. Letztendlich erfüllt damit die Retraumatisierung das Vollbild der Posttraumatischen Belastungsstörung[6].

Diese Definition möchte ich nachfolgend genauer betrachten.

Retraumatisierung als Vollbild der Posttraumatischen Belastungsstörung (PTBS)

Die von der Weltgesundheitsorganisation (WHO) herausgegebene Internationale Klassifikation der Krankheiten (ICD) definiert Posttraumatische Belastungsstörung in ihrer aktuellen Version ICD-10 wie folgt:

»Diese ist eine verzögerte oder protrahierte Reaktion auf ein belastendes Ereignis oder eine Situation kürzerer oder längerer Dauer, mit außergewöhnlicher Bedrohung oder katastrophenartigem Ausmaß, die bei fast jedem eine tiefe Verzweiflung hervorrufen würde. [...] Typische Merkmale der Posttraumatischen Belastungsstörung sind das wiederholte Erleben des Traumas in sich aufdrängenden Erinnerungen (Nachhallerinnerungen, Flashbacks), Träumen oder Albträumen, die vor dem Hintergrund eines andauernden Gefühls von Betäubtsein und emotionaler Stumpfheit auftreten. Ferner finden sich Gleichgültigkeit gegenüber anderen Menschen, Teilnahmslosigkeit der Umgebung gegenüber, Freudlosigkeit sowie Vermeidung von Aktivitäten und Situationen, die Erinnerungen an das Trauma wachrufen könnten. Meist tritt ein Zustand von vegetativer Übererregtheit mit Vigilanzsteigerung [Vigilanz = Wachsamkeit], einer übermäßigen Schreckhaftigkeit und Schlafstörungen auf. Angst und Depression sind häufig mit den genannten Symptomen und Merkmalen assoziiert und Suizidgedanken sind nicht selten. Der Beginn folgt dem Trauma mit einer Latenz, die wenige Wochen bis Monate dauern kann. Der Verlauf ist wechselhaft, in der Mehrzahl der Fälle kann jedoch eine Heilung erwartet werden.«

Dazu möchte ich Folgendes ergänzen:

> Eine Posttraumatische Belastungsstörung kann auch Jahrzehnte nach der ursprünglichen Traumatisierung auftreten, so wie es bei einer Retraumatisierung sehr oft der Fall ist.

In ca. 30 Prozent der Fälle nimmt die PTBS über viele Jahre einen chronischen Verlauf und geht dann in eine Komplexe Posttraumatische Belastungsstörung über. Oft liegt der Komplexen Posttraumatischen Belastungsstörung eine frühe Störung zugrunde.

Die Komplexe Posttraumatische Belastungsstörung ist laut dem Diagnosemanual von Michaela Huber[7] durch folgende Merkmale gekennzeichnet:

- Veränderung der Selbstwahrnehmung (Schuldgefühle, Scham, Isolation, Verlust des Selbstwertgefühls),
- Veränderungen in Beziehungen zu anderen (Unfähigkeit, anderen Personen zu vertrauen, Kontaktabbruch, Ohnmacht),
- Veränderung von Lebens- und Glaubensvorstellungen (Verlust früherer stützender Grundüberzeugungen, Haltlosigkeit, Hoffnungslosigkeit, untröstliche Verzweiflung),
- körperlichen Stress, Somatisierung (Herz-Kreislauf-Probleme, Verdauungsprobleme, Übelkeit, chronische Schmerzen),
- Flashbacks und Albträume,
- Veränderung in der Regulation von Affekten und Impulsen (Schwierigkeit, Gefühle zu regulieren, Selbstverletzung, Suizidalität, Störungen der Sexualität, Risikoverhalten),
- Übererregung im Wechsel zu Untererregung,
- Veränderung von Aufmerksamkeit und Bewusstsein (Dissoziation, Amnesie).

Eine Retraumatisierung erfüllt so gut wie immer das Vollbild einer Posttraumatischen Belastungsstörung und geht oft in eine Komplexe Posttraumatische Belastungsstörung über.

Das Furchtnetzwerk – eine lerntheoretische Erklärung für Retraumatisierung

Foa und Kozak[8] entwickelten in den 1980er-Jahren das lerntheoretische Modell des Furchtnetzwerks[9]. Sie gingen dabei davon aus, dass traumatische Inhalte im Gedächtnis gespeichert sind und das Gedächtnis damit eine zentrale Rolle zur Aufrechterhaltung und Entstehung einer Posttraumatischen Belastungsstörung spielt. In diesem Modell bilden sich als Reaktion auf eine massive Bedrohung, die die eigene Sicherheit verletzt, im Gehirn Furchtstrukturen aus. Furchtstrukturen vereinen neben Auslösereizen auch kognitive Elemente (Gedanken, Absichten, Überzeugungen, Wünsche etc.), physiologische Reaktionen und emotionale Bedeutungen des traumatischen Geschehens in Form von neuronalen Netzwerken. Die Furchtstruktur ist umso umfassender, je stärker das Ursprungstrauma erlebt wurde. Diese Furchtstruktur ist leicht aktivierbar durch besagte kognitive Elemente, physiologische Reaktionen und emotionale Bedeutungen. Dabei wird davon ausgegangen, dass Menschen, die aufgrund einer Traumatisierung eine PTBS entwickelten, Zeit ihres Lebens anfällig für den Wiederanstieg der PTBS-Symptomatik sind. Das kann durch erneute Traumata oder durch mit dem Trauma verknüpfte Auslösereize geschehen. Als Auslösereize sind Erlebnisse gemeint, die von den Betroffenen mit dem Ursprungstrauma in Verbindung gebracht werden. Diese Auslösereize sind jedoch an sich nicht traumatischer Natur. Das Beispiel von Thomas weiter unten verdeutlicht dies: Hier war das Ursprungstrauma das Verlassenwerden als Kind, ein Auslösereiz war die Trennung vonseiten der Freundin.

Retraumatisierung beinhaltet nach diesem Konzept den massiven Anstieg der Symptome der Posttraumatischen Belastungsstörung. Dieser Symptomanstieg kann von dem Betroffenen nicht mehr allein bewältigt werden. In diesem Sinne ist die Retraumatisierung von den Begriffen Reaktivierung und Reaktualisierung abzugrenzen. Bei Letzteren kommt es ebenfalls zu einem Symptomanstieg, der jedoch allein bewältigt werden kann. Dabei scheint die Wahrscheinlichkeit einer Retraumatisierung dann anzusteigen, wenn das Ursprungstrauma und der Auslösereiz sich ähneln, wie im Fall Thomas, oder wenn das Ursprungstrauma und das neue Trauma sich ähneln.

Ich persönlich finde die Idee des Furchtnetzwerks sehr nachvollziehbar. Aus meiner Erfahrung ist es jedoch so, dass ein von Retraumatisierung Betroffener im Vorfeld keine PTBS entwickelt haben muss, sondern durchaus relativ symptomarm durchs Leben gekommen sein kann. Trotzdem scheint das Furchtnetzwerk latent zu »schlummern« und durch entsprechende Auslösereize oder neue Traumata, die dem alten Trauma ähneln, wieder aktiviert werden zu können und daraus resultierend zu massiven PTBS-Symptomen und zur Retraumatisierung führen zu können.

Auslöser für Retraumatisierung

Wenn es, wie gerade beschrieben, für Triggerreaktionen einzelne Auslösereize wie Farben, Gerüche und Geräusche braucht, was braucht es dann für eine Retraumatisierung? Was löst diese aus? Ganz sicher wird eine Retraumatisierung nicht durch einzelne Reize ausgelöst, dafür braucht es schon mehr. Eine Retraumatisierung kann durch Verschiedenes ausgelöst werden. Eine Möglichkeit sind Geschehnisse und Ereignisse, die aktuell im Erwachsenenalter stattfinden und in irgendeiner Form an die Traumatisierung von damals anknüpfen, also quasi einen ähnlichen Charakter aufweisen wie im folgenden Fallbeispiel.

Thomas, ein bekannter Comedian, kommt nach einer Trennung und einer Atemtherapiegruppe mit Wochenendseminar zu mir. Beides hat bei ihm innerhalb weniger Wochen eine massive Retraumatisierung ausgelöst. Thomas kann nicht mehr allein leben, er zieht zu seinen Eltern zurück. Er kann nicht mehr als Comedian arbeiten, kann den entsprechenden Stress/die Reize nicht mehr aushalten. Er hat Angst, an fremde Drehorte zu reisen, und ist insgesamt (früher selbstbewusst, schlagfertig, ein Frauenschwarm) ein gebrochener Mann. Er klagt über ständige Beinschmerzen und fühlt sich nirgendwo mehr sicher und zu Hause. Er kommt zweimal pro Woche zur Traumatherapie.

Hintergrund für seine Retraumatisierung ist das frühe Verlassenwerden durch die Eltern, die ihn schon im Kleinkindalter abends und nachts allein gelassen haben und ausgingen, teilweise mit abgesperrtem Zimmer. Dieses frühe schreckliche Verlassenwerden und die damit verbundene große Angst waren gut abgespalten und verdrängt. Thomas war ein erfolgreicher Mann. Erst durch die Trennung und das therapeutisch ausgerichtete Atemseminar wurde das alte Material reaktiviert und quasi mit seiner vollen Wucht nach oben geholt. Thomas fühlte sich, als ob er mitten im Trauma stecken würde, als ob die Traumatisierung jetzt stattfinden würde und bliebe. Er agierte nicht mehr als Erwachsener, sondern als völlig verstörtes, traumatisiertes Kind und fühlte sich auch so.

Das, was wir bei Thomas sehen, ist ganz häufig so – die aktuelle Trennung in einem Lebensalter in den 40ern tangiert das alte Verlassenwerden als Kind und holt das gesamte alte Traumamaterial von damals nach oben. Das therapeutisch angelegte Atemseminar war dementsprechend auch zu viel und zu intensiv und tat dann noch den Rest. Diese Kombination führte zu der beschriebenen Retraumatisierung bei Thomas. Hier sehen wir schon mehrere Wirkfaktoren:

Aus meiner Erfahrung ist es häufig so, dass Menschen, die bisher nichts von ihrem Trauma wussten bzw. sich nicht weiter damit befasst haben, weil alles bis auf einige wenige Symptome gut lief, in den 40er- oder 50er-Jahren ihres Lebens eine massive Retraumatisierung erleben. Auslöser kann dann alles sein, was in irgendeiner Form das alte Ereignis in der Kindheit touchiert, wie der Tod eines Menschen, eine eigene Erkrankung oder die eines Familienangehörigen, Trennung, Mobbing am Arbeitsplatz etc. Anscheinend ist es so, dass das Nervensystem die hohe Aktivierung nicht mehr halten kann, dass das Fass quasi überläuft und dafür dann der sprichwörtliche Tropfen, ein einschneidendes Lebensereignis zu viel, reicht. Prinzipiell können Retraumatisierungen jedoch in jedem Lebensalter stattfinden.

Häufig gibt es auch Retraumatisierungen, die durch den Einsatz therapeutischer Techniken welcher Art auch immer ausgelöst werden können. So war es bei mir und einigen anderen eine misslungene Familienaufstellung. Wiederum andere erleben das bei Heilern. So meldete sich bei mir eine junge Frau in den 20ern, bei der eine Heilerin den sexuellen Missbrauch heilen wollte, indem sie den Schoßbereich berührte. Diese Heilerin hat es sicherlich gut gemeint, hatte aber offensichtlich keine

Ahnung, was ein Trauma ist. Denn dann weiß ich, dass ich einen derart intimen Körperbereich niemals berühren darf, vor allem nicht ohne vorherige professionelle Traumaverarbeitung. Ich muss mich dann als Heilerin nicht wundern, wenn ich massive Reaktionen und eben auch eine Retraumatisierung auslöse.

Auch Profis wie approbierte Psychotherapeuten lösen immer wieder Retraumatisierungen bei ihren Klienten aus. So kommen häufig Betroffene zu mir, die in einer klassischen, über die Krankenkasse finanzierten Psychotherapie waren und dort eine massive Retraumatisierung erlebten. So sollte beispielsweise eine Klientin in ihrer alten Psychotherapie immer wieder im Detail ihre Traumageschichte, den sexuellen Missbrauch, erzählen. Jeder Traumatherapeut weiß, dass das Gift ist. Wenn ich einen Menschen wieder und wieder seine traumatische Geschichte erzählen lasse, passiert nur eins: Es kommt zu einer hohen Aktivierung im Nervensystem des Betroffenen, es geht ihm deutlich schlechter, zum Beispiel fängt er vielleicht an, zu schwitzen, wird ängstlich, bekommt schlechter Luft etc. Eine weitere Möglichkeit ist, dass die Betroffenen während des Erzählens dissoziieren, sie wirken dann nach außen oft ruhig und gefasst. Denn im erneuten Erzählen fühlt es sich im Moment des Erzählens (im Hier und Jetzt) ähnlich intensiv und bedrohlich an wie in der Vergangenheit (im Dort und Damals).

Der Hippocampus, der zum limbischen System gehört, kann bei einer Retraumatisierung das traumatische Ereignis nicht in Raum und Zeit einordnen, sprich: Wo war das traumatische Ereignis und wann war es? Somit kann der Hippocampus das traumatische Ereignis auch nicht der Großhirnrinde zur Ablage vorlegen. Dadurch kann dieses Ereignis nicht in der Vergangenheit abgelegt werden, sondern bleibt bezugslos im »Jetzt« und kann damit jederzeit mit allen dazugehörigen Körperempfindungen, Gedanken, Bildern und Gefühlen wieder aufgerufen werden.

Das Gehirn sagt eben nicht: »Ach, ist ja alles halb so schlimm, es ist ja alles Jahre her, also, deshalb erzähle doch deine Geschichte 20-mal im

Detail, das macht mir und dir doch nichts aus«, sondern der Betroffene begibt sich bei Detailerzählungen wieder in die traumatische Situation von damals, mit den entsprechenden Stressreaktionen des Nervensystems. Passiert das zu oft, kann das Nervensystem die ständige Konfrontation mit dem alten Traumamaterial nicht mehr halten, und es kommt zu einer Retraumatisierung. Ein Erzählen von Trauma ist eben keine Traumaverarbeitung!

Bei einer weiteren Klientin wurde in der Psychotherapie so viel Innere-Kind-Arbeit gemacht, begleitet von intensivsten Gefühlen ihrerseits, dass sie dadurch in eine Retraumatisierung kippte – wohlgemerkt eine Frau, die vorher mit beiden Beinen im Leben stand. In diesem Fall hatte die Psychotherapeutin nicht darauf geachtet, dass man nur dann Innere-Kind-Arbeit machen kann, wenn der Erwachsene gut etabliert ist, und dass man aus der Erwachsenenhaltung mit den Inneren Kindern arbeitet und nicht zum Inneren Kind wird. Letzteres erlebte eine weitere Klientin gerade in einer renommierten Klinik, welche mit traumatisierten Menschen arbeitet. Auch sie kam völlig aufgelöst zu mir.

Was läuft hier schief? Sicherlich ist es so, dass das Thema »Trauma« in der Öffentlichkeit und in der Psychotherapie immer mehr Aufmerksamkeit erhält. Zunehmend lassen sich Psychotherapeuten, Ärzte und Heilpraktiker traumatherapeutisch ausbilden und gehen achtsam mit diesem Thema um. Leider ist es aber auch so, dass es genug Kliniken und Psychotherapeuten, genauso wie Heilpraktiker und Heiler, gibt, die keine Ahnung von Trauma haben. Sie behandeln aber zuhauf Menschen mit einem Traumahintergrund. Meist geht das gut, oft gibt es einfach nur keine Erfolge. Häufig werden diese Patienten aber auch so fehlbehandelt, dass sich ihre Symptome verschlechtern – bis hin zur Retraumatisierung. Hinzu kommen oft noch Fehldiagnosen. Mich macht das zum Teil ärgerlich. Sicherlich muss heutzutage nicht jeder Psychotherapeut auch als Traumatherapeut arbeiten, aber Grundkenntnisse über Traumatisierung, ein Basiswissen, sollte doch vorhanden sein, sodass zumindest eklatante Behandlungsfehler, die für den betroffenen Menschen manifeste, sehr schwere Konsequenzen haben, vermieden werden.

All diesen Helfern – und das betrifft auch Heiler, Schamanen, Aufsteller etc. – ist gemein, dass sie typische Anzeichen von Traumatisierung nicht erkennen. Ich muss als Therapeut oder Heiler erkennen, ob durch eine Intervention der Stresspegel beim Klienten steigt, ob es zu einer hohen Erregung kommt. Es gibt hier klar sichtbare Körpersignale. Ich muss sehen, ob ein Mensch auf einmal dissoziiert oder vielleicht schon dissoziiert zu mir gekommen ist. Ich darf und kann eben nicht einfach loslegen und machen. Ich bin hier als Therapeut verantwortlich! Und diese Verantwortung sollte und muss ich wahrnehmen. Dazu gehört auch von Anfang an eine kurze, traumaspezifische Anamnese, die so mancher Helfer scheut, weil der Klient ja schon immer beim Kassentherapeuten eine Anamnese machen muss.

Eine traumaspezifische Anamnese ist kurz und lässt keine Details beschreiben, sondern liefert quasi nur »Überschriften«, um den Klienten eben nicht zu aktivieren. Ich frage grob wichtige Lebensereignisse wie die Geburt, die Schwangerschaft, Krankenhausaufenthalte als Kind, OPs, das Verhältnis zu den Eltern etc. ab. Mit einem solchen Vorgehen hat jeder Helfer schon ein ziemlich klares Bild von seinem neuen Klienten, auch wenn er nicht traumaspezifisch ausgebildet ist und Körpersignale nicht lesen kann. Eine vernünftige Anamnese zeigt einfach, ob ein Mensch potenziell oder sogar ganz sicher traumatisiert ist, dann kann man mit entsprechender Achtsamkeit arbeiten oder ihn vielleicht besser zu einem Traumaprofi überweisen. Glücklicherweise machen das Psychotherapeuten zunehmend. So habe ich einige Klienten, die von ihrem Psychotherapeuten zu mir überwiesen wurden, eben weil dieser Profi gesehen hat, dass nun Traumatherapie nötig ist. Das freut mich jedes Mal sehr und nutzt den Klienten. Häufig ist es sogar so, dass der Klient zweiwöchentlich Traumatherapie bei mir macht und wöchentlich weiter zu seinem Psychotherapeuten geht, das kann sich sehr gut ergänzen. Dann bearbeitet der Psychotherapeut vielleicht das aktuelle Material und beschäftigt sich mit den neuesten Lebensereignissen, und ich bearbeite das vorhandene Traumamaterial, muss mich aber nicht mit jedem Ehestreit beschäftigen, um nur ein Beispiel zu nennen.

Ein weiterer, sehr häufiger Auslöser für eine Retraumatisierung kann die Behandlung des Klienten mit EMDR (Eye Movement Desensitization and Reprocessing) sein. Mehr dazu finden Sie in Teil II unter »Traumatherapien und ihre Wirksamkeit«. EMDR wurde von der WHO

(Weltgesundheitsorganisation) als einzige Methode zur Behandlung der Posttraumatischen Belastungsstörung anerkannt. Entsprechend oft wird diese Methode in Praxen und Kliniken angewandt und sogar von den Krankenkassen bezahlt. EMDR wurde insbesondere für Monotraumata, das heißt für ein einzelnes Trauma wie einen Verkehrsunfall oder einen einzelnen sexuellen Übergriff, entwickelt. Häufig wird EMDR jedoch auch bei komplex traumatisierten Menschen eingesetzt, also bei Menschen mit mehreren Traumata. Insbesondere wenn diese Menschen frühe Traumata haben und dissoziativ sind, ist EMDR nicht das richtige Mittel. EMDR ist ein wunderbares Werkzeug, allerdings nur bei relativ stabilen, komplex traumatisierten Klienten, die das meiste schon bearbeitet haben und die nicht dissoziativ sind. EMDR holt sonst sehr häufig zu viel Traumamaterial nach oben, das von Gehirn und Nervensystem nicht mehr verarbeitet werden kann. Es kommt zu einer Überflutung mit Traumamaterial und zu einer Retraumatisierung. Das betrifft einige meiner Klienten, die eben nach einer EMDR-Behandlung retraumatisiert zu mir kamen.

Ein weiterer Auslöser für eine Retraumatisierung kann der angeblich »psychotherapeutische« Einsatz von MDMA (auch bekannt als Partydroge Ecstasy) in Gruppen sein. Hier wird der Mensch durch die Substanzeinnahme im schlechtesten Fall über Stunden in seine Traumatisierung und/oder massive Ängste katapultiert, ohne einen Aus-Schalter drücken zu können. Es wird damit geworben, dass das Heilung bringen soll. Das ist jedoch nicht der Fall. Im Gegenteil: Was hier passiert, ist geradezu traumatypisch, nämlich ein »zu schnell und zu viel« – die massive, überwältigende Konfrontation mit altem Traumamaterial, ohne dass ein Aussteigen noch möglich wäre. Wie beschrieben, ist ein typisches Kennzeichen für eine Traumatisierung immer ein »zu schnell und zu viel«. Das wird durch die Droge nun künstlich hergestellt. Dasselbe gilt für den zunehmenden Konsum der Droge Ketamin in der Partyhauptstadt Berlin. Ketamin wirkt stark halluzinogen und kann damit zusätzlich Horrorbilder und starke Ängste auslösen.

Ähnliches haben Klienten auch schon bei Atemtechniken wie holotropem Atmen erlebt. Hier gehe ich durch bewusstes Hyperventilieren in einen veränderten Bewusstseinszustand. Das kann sehr schön sein und mir wunderbare, auch transzendente Erfahrungen und Erkenntnisse bescheren. Holotropes Atmen kann auch zu Lebensereignissen zurückführen, die Heilung benötigen, bis hin zu Geburtserfahrungen. Oftmals findet tatsächlich Heilung statt. Bei vorhandenen massiven Traumatisierungen ist holotropes Atmen oder Ähnliches jedoch nicht zu empfehlen, da es hier auch zum benannten »zu schnell und zu viel« und damit zu einer Überwältigung kommen kann. Die genannten Methoden sollten ausschließlich bei Profis und in einem gut begleiteten festen therapeutischen Rahmen wie einer psychosomatischen Klinik erfolgen. So bietet die Adula-Klinik in Oberstdorf sehr gut begleitete Gruppensitzungen im holotropen Atmen an, in einem sehr guten, professionellen Setting, zu dem aber nur stabile Klienten zugelassen werden.

Warum der Heilungsprozess viel Geduld braucht

Es ist schwierig, nach einer Retraumatisierung wieder gesund zu werden. Menschen mit einer Retraumatisierung bleiben oft zeitlebens eingeschränkt, sind nicht mehr erwerbsfähig und so fort. Es gibt hier jedoch unterschiedliche Schweregrade. Meines Erachtens kann man nach einer Retraumatisierung ohne eine körperorientierte Traumatherapie wie Somatic Experiencing® nicht mehr gesund werden. Die meisten meiner Klienten brauchen eineinhalb bis zwei Jahre, und das bei einer Sequenz von häufig ein bis zwei Wochenstunden Traumatherapie.

Ich habe es aber auch schon erlebt, dass eine Klientin, die durch eine EMDR-Sitzung eine Retraumatisierung erlitt, nach neun Monaten und einer Stunde Traumatherapie pro Woche wieder aus der Retraumatisierung herauskam. Als sie zum ersten Mal kam, beschrieb sie Folgendes: »Ich fühle mich wie auf Treibsand. Ich habe keine Kontrolle mehr. Ich kann nur noch stundenlang weinen und weiß nicht warum. Ich kann das alles nicht mehr halten. Es ist beängstigend.« Durch die Übererregung konnte sie nicht mehr schlafen. Nach vier Stunden körperorientierter Traumatherapie hörte das unkontrollierte Weinen auf, und sie fühlte sich deutlich stabiler. Nach neun Monaten fühlte sie sich wieder so im Leben, dass sie keine Sitzungen mehr nehmen musste.

Wir sehen also, es gibt unterschiedliche Schweregrade. Dennoch kann man generalisierend sagen, dass die Heilung einer Retraumatisierung völlig anderen Abläufen unterliegt als ein normaler Heilungsprozess von Trauma. So braucht sie eben meist viel mehr Zeit.

Der Pfad ins Licht: Selbstregulation

Nach einer Retraumatisierung geht es, wie in jeder Traumatherapie, zunächst darum, den retraumatisierten Menschen so zu stabilisieren und ihm wieder so viele Ressourcen zur Verfügung zu stellen, dass er in der Lage ist, das an die Oberfläche drängende Material halten zu können und die aufkommenden Gefühle zu verkraften. Wie bereits beschrieben, müssen für die meisten Menschen selbstverständliche und alltägliche Ichfunktionen wie allein sein und schlafen können, nicht das Gefühl zu haben, von Angstzuständen und/oder Trauer überflutet zu werden, oft Stück für Stück mühsam wiederaufgebaut werden. Der retraumatisierte Mensch muss wieder das Gefühl bekommen, sich selbst steuern, vertrauen und regulieren zu können und aus dem blanken Überleben wieder ins Leben zu kommen, eben weil der Betroffene bei einer Retraumatisierung ein oft völlig verändertes Denken und Fühlen erlebt. So wird er häufig derart von Angstgefühlen überflutet, dass es kaum noch einen angstfreien Augenblick gibt. Offensichtlich werden durch solche länger anhaltenden Erfahrungen die neuronalen Verknüpfungen im Gehirn so verändert, dass – obwohl vielleicht inzwischen eine therapeutische Aufarbeitung des Geschehens begonnen wurde – ein angstfreies Denken kaum mehr möglich ist. Es beginnt ein Teufelskreis aus Angst vor der Angst, der den Klienten zuverlässig dauerhaft in Angstzuständen halten kann. Angstzustände können nur entstehen, wenn der Betroffene eine hohe sympathische Erregung des Nervensystems aufweist. Demnach muss ich genau bei dieser Erregung ansetzen und diese runterregulieren. Der Weg ins Licht ist hier also Selbstregulation!

Doch was bedeutet Selbstregulation? Selbstregulation umfasst für mich Folgendes:

- Ich bin in der Lage, mich bei starken Gefühlen wie Angst, Trauer und Wut selbst zu beruhigen.
- Ich verfüge über die Fähigkeit, mit Ärger und Stress umzugehen und mich wieder »runterzufahren«.
- Ich kann mit meiner Aufmerksamkeit im Hier und Jetzt bleiben.
- Ich kann mich erholen und entspannen.
- Ich konzentriere mich willentlich auf Dinge, wie zum Beispiel ein Buch zu lesen.
- Ich muss nicht auf jeden äußeren Reiz wie beispielsweise auf den blöden Spruch eines Kollegen sofort mit Wut oder Sonstigem reagieren, genauso wenig wie ich sofort auf eine innere Körperempfindung wie einen erhöhten Herzschlag mit Angst reagieren muss. Ich kann etwas wahrnehmen und erst einmal eine Pause einlegen, um mir eine adäquate Reaktion zu überlegen oder den Gedanken zu fassen, dass ich vielleicht gerade im Stress war und der Herzschlag deshalb erhöht ist, sodass ich nun die Gelegenheit habe, mich und damit auch mein Herz wieder selbst zu beruhigen.

Letztendlich geht es also darum, dass sich ein Mensch selbst so regulieren und beruhigen kann, dass es ihm gut geht, er sich spürt und lebendig ist und sich wieder sicher fühlt. Selbstregulation bedeutet, dass ich mit den unterschiedlichsten Herausforderungen des Lebens, mit Stress so umgehen kann, dass ich in meiner Mitte bleibe und einen bestimmten Erregungsgrad gar nicht erst erreiche. Und selbst, wenn mein Nervensystem mal hoch aktiviert ist, zum Beispiel durch einen Streit in der Familie, bei dem verbal die Fetzen geflogen sind, schaffe ich es eigenständig, mich wieder runterzuregulieren und mich zu entspannen.

Bei retraumatisierten Menschen kann davon natürlich keine Rede sein, da befindet sich das Nervensystem dauerhaft in einer akuten Über- und Untererregung. So wechseln sich Angstzustände mit starken Dissoziationen bis hin zum Depersonalisierungserleben ab, was wiederum die Angst befeuert. Hier muss ich als Therapeutin quasi erst einmal Grund reinkriegen, einen stabilen Boden herstellen. Das schaffe ich, indem ich den Klienten Übungen zur Selbstregulation und Dissoziationsstopps erlernen lasse, die er auch zu Hause anwenden kann (siehe dazu Teil III). Das ist schon ein erster Schritt, um das Nervensystem des Klienten zu beruhigen und ihn auf erträgliche Weise mehr ins Hier und Jetzt zu bringen. Vor allem wird er dadurch wieder selbstermächtigt – er erlebt sich als selbstwirksam in seinem Tun und Handeln und hat nicht mehr das Erleben, seinen Gefühlen und Körperempfindungen und seiner Dissoziation völlig ohnmächtig und hilflos ausgeliefert zu sein.

In der gemeinsamen Sitzung bringe ich dem Nervensystem des Klienten erst einmal eine Grundregulation bei, denn die hat es verlernt. Der retraumatisierte Mensch und sein Nervensystem können sich eben kaum noch selbst regulieren. Wie mache ich das? Zuallererst geht es um Sicherheit. Es ist wichtig, dass mein Klient sich zumindest in meinem Therapieraum und mit mir sicher fühlt. Dazu gehören tatsächlich auch die Lage des Hauses, die Gegend und das Haus als solches. All diese Faktoren werden von (re-)traumatisierten Menschen, wenn sie zu mir kommen, auf Sicherheit oder Gefahr abgescannt. Ihr Nervensystem reagiert sofort darauf, natürlich völlig unbewusst. Deshalb sind ein einladender, warmer Therapieraum, eine angenehme Stimmung und ein freundliches, offenes Auftreten des Therapeuten so wichtig. Dazu gehören auch Geräusche. So gibt es Stimmungen, Umgebungen, Geräusche und Therapeutenverhalten, die eine ventral-vagale, Sicherheit fördernde Reaktion beim Klienten auslösen, während andere Gefahr signalisieren und sympathische oder dorsal-vagale überlebenssichernde Reaktionen hervorrufen. Eine sympathische Reaktion des Klienten könnte dann so aussehen, dass er sehr aktiviert ist und eigentlich nur aus dem Therapieraum wegrennen will. Eine dorsal-vagale Reaktion könnte sich beim Klienten so zeigen, dass ich ihn nicht mehr erreiche, er wie abgeschaltet/dissoziiert und nicht wirklich ansprechbar ist. Nur wenn der Klient bei mir und in meiner Umgebung ein gewisses Maß an Sicherheit spürt, kann er sich aktiv an der Traumatherapie beteiligen!

Dann gibt es verschiedene Wege, traumatherapeutisch zu arbeiten. Als Erstes eruiere ich die Ressourcen des Klienten und helfe ihm, diese zu finden. Denn diese Ressourcen kann ich bewusst in der Traumatherapie einsetzen und zur ersten Selbstregulation nutzen. Erzählt mir beispielsweise eine hoch aktivierte Klientin, dass sie Schwimmen liebt, dann kann ich das nutzen. Ich leite sie an, sich so körperlich wie möglich vorzustellen, wie sie sich im Wasser bewegt – das warme Wasser, welches sie trägt, die kraftvollen Arm- und Beinbewegungen, das ruhige Gleiten etc. Damit hole ich die Klientin sozusagen in einen ressourcenvolleren Zustand, in dem sie mehr bei sich ist, ihre Kraft spürt und weniger aktiviert ist.

Vielleicht kann ich dann schon ganz sanft weiter mit den Körperempfindungen arbeiten, vielleicht ist das auch zu früh, und ich muss mit meiner Klientin erst einmal bildhaft arbeiten und sie so stabilisieren. Ist ein körperorientiertes Arbeiten möglich, dann leite ich sie an, durch ihren Körper zu gehen, lasse sie diesen erst einmal spüren und ihre Körperempfindungen beschreiben. Dabei konzentriere ich mich vielleicht erst auf die angenehmen Empfindungen wie Wärme, Kraft, Entspannung oder Weite und lasse sie diese bewusst wahrnehmen. Erst dann wende ich mich vielleicht einem Ort zu, an dem es nicht so angenehm ist, wie einer Enge in der Brust oder einem angespannten Nacken. Ich leite den Klienten an, zwischen der angenehmen Körperempfindung und der unangenehmen hin und her zu pendeln (diese Übung leite ich in Teil III auch für Sie zu Hause an). Schon durch dieses Pendeln kommt es häufig zu einer ersten, kleinen Regulation des Nervensystems. Der Körper fängt an, die Anspannung zu entladen, deutlich sichtbar durch folgende Körperreaktionen:

- einen tiefen, unwillkürlichen Atemzug,
- ein Gähnen, welches nichts mit Müdigkeit zu tun hat,
- ein Aufstoßen, welches nicht durch Trinken oder Essen bedingt ist,
- Zittern,
- das Gefühl eines kühlen Luftzugs um den Körper herum,
- Hitzewallungen.

Weinen kann ebenfalls sehr entladend und entlastend sein. Hier ist jedoch kein Schluchzen gemeint, bei dem man sich eher noch weiter in die Übererregung hineinsteigert.

Bemerken Sie die genannten Anzeichen also bei sich, dann dürfen Sie sich freuen und davon ausgehen, dass Ihr Nervensystem runterfährt und Sie anfangen, sich mehr zu entspannen. Das heißt, die hohe sympathische Erregung entlädt sich und das Nervensystem schaltet den ventralen Zweig des Parasympathikus an. Schon das eigene achtsame Spüren der Körperempfindungen unterstützt beim Entladen.

Im Fokus meiner Arbeit steht also einerseits die Entladung, denn wie benannt kommt es bei jeder Traumatisierung zu einer hohen sympathischen Übererregung und/oder einer dorsal-vagalen/parasympathischen Untererregung des Nervensystems. Sowohl die Übererregung als auch die Untererregung verbleiben zeitlebens im Nervensystem, bis diesem geholfen wird, sich wieder zu entladen und die feststeckenden Körperimpulse zu vollenden, die während der Traumatisierung nicht zu Ende gebracht werden konnten. Feststeckende Körperimpulse können Kampf-, Flucht- oder Abwehrbewegungen sein und auch ganz kleine unwillkürliche Bewegungen wie im Hals-Nacken-Bereich. Im sicheren Rahmen der Traumatherapie kann der Klient diese nun zu Ende bringen. Während der Traumatisierung war dies aus den unterschiedlichsten Gründen nicht möglich.

> Die drei Wege, das Nervensystem zu regulieren, sind: Sicherheit und Verbundenheit herstellen, Entladung sowie die Vollendung der nicht abgeschlossenen Kampf-, Flucht- und Abwehrbewegungen und der unwillkürlichen Bewegungen.

Das Nervensystem lernt so nach und nach, dass die traumatische Situation vorüber ist und keine Gefahr mehr droht. Die innere Grundanspannung sinkt, die Selbstregulation des Nervensystems setzt wieder ein. Vor allem lernt der Klient, dass er seiner Wahrnehmung und seinen Körperempfindungen wieder vertrauen, dass er sich darauf verlassen kann. Er bemerkt, dass der Körper, wenn er nur mit seiner Aufmerksamkeit dabeibleibt, von allein seinen Weg findet, aus einer unangenehmen Empfindung herauszufinden.

Stellen wir uns einmal vor, der Klient klagt über einen starken Druck im Oberbauch. Indem ich den Klienten ermutige, diesen Druck zu spüren und dabeizubleiben, kann sich dieser nach und nach von allein auflösen. So ist es möglich, dass der Klient bemerkt, dass von dem Druck plötzlich etwas langsam nach oben steigen will, vielleicht bis zur Kehle. Ich bestärke den Klienten, bei dieser Wahrnehmung zu bleiben, und auf einmal kommt es vielleicht zu einem Würgen oder einem Aufstoßen. Oder der Klient hat das Bild, dass etwas Dunkles sich aus seinem Mund herausbewegen will. Indem diese Impulse/Bilder/Empfindungen zugelassen werden, lässt der Druck im Oberbauch nach und kann sich auflösen. Eine weitere Möglichkeit wäre, dass ich den Klienten frage, ob ein Gefühl oder ein Bild damit verbunden ist, wenn er seinen Druck im Oberbauch spürt. Und vielleicht bemerkt er da auf einmal Wut. Dann frage ich ihn, was diese Wut, wenn alles erlaubt wäre, jetzt gerne tun würde. Der Klient sagt dann vielleicht, er möchte um sich schlagen oder jemanden wegdrücken oder vor Wut aufstampfen. All das lasse ich ihn vollenden. Mein Klient wird dann bemerken, dass der Druck im Oberbauch nachlässt und er ruhiger wird. Sein Nervensystem reguliert sich und fährt runter.

Arbeite ich so regelmäßig weiter, dann führt das automatisch dazu, dass sich das Nervensystem des Klienten generell besser reguliert und selbst bei Stress schneller wieder runterfahren kann. Wo es vorher vielleicht nur steile Höhen und tiefe Täler gab (als Bild für die Erregungskurve des Nervensystems), gibt es nun sanfte Schwünge nach oben und unten, ohne dass noch extreme Spitzen in den Ausschlägen erreicht werden. Das Nervensystem des Klienten wird infolgedessen alles, was das Leben so zu bieten hat, besser halten können – von Stress, Ärger, Wut bis hin zu den schönen Gefühlen wie Freude und Liebe. Denn wir dürfen nicht vergessen, dass ein Nervensystem, welches wenige Kapazitäten hat, mit Stress umzugehen, genauso wenige Möglichkeiten hat, viel Freude zu erleben und zu halten.

> Ein Mensch, der selbstreguliert ist, wird sich lebendiger fühlen, wird mehr im Hier und Jetzt sein. Die Dramen im Innen und Außen werden verschwinden. Das Leben wird ruhiger und erfüllter. Der Mensch wird gelassener. Er wird sein Leben genießen können und in der Lage sein, in Kontakt mit anderen Menschen zu treten und diesen Kontakt auch genießen zu können.

Und hier sind wir bei einem sehr wichtigen Punkt, der ursächlich für Selbstregulation ist – positiver und angenehmer Kontakt!

Wie unter »Warum die pränatale Zeit, die Geburt und die ersten drei Lebensmonate so wichtig sind« beschrieben, kann sich ein Baby im Mutterleib und bis zu drei Monate nach der Geburt nicht selbst regulieren. Es ist auf die Regulation durch seine Bezugspersonen, insbesondere die Mutter, angewiesen, das heißt auf liebevolles Halten, Streicheln, Wiegen und Getragenwerden. Das Baby braucht sowohl positive Ansprache und Stimulation durch seine Eltern als auch ganz nahe, körperliche Beruhigung durch diese. Geschieht dies, bildet sich beim Baby die Fähigkeit heraus, sich selbst zu regulieren. Die Bindung zwischen dem Kind und seinen Eltern ist also eine wesentliche Voraussetzung dafür, dass das Nervensystem des Babys und damit des späteren Erwachsenen sich gesund entwickelt.

Bekommt das Baby nicht die genannte Unterstützung und Zuwendung durch die Eltern und wird vielleicht sogar vernachlässigt oder hat in den ersten drei Lebensmonaten schwere OPs und Trennungen von den Eltern zu bewältigen, dann führt das, wie beschrieben, zu einem hoch aktivierten Nervensystem, das sich zeitlebens nicht gut regulieren kann, bis eben tatsächlich traumatherapeutisch gearbeitet wird. Das Kind erlebt sich als nicht sicher im Leben, als nicht ausreichend geliebt und gewollt. Im besten Fall kann es, wie bei den Fallbeispielen zu sehen, eine ganze Zeit ohne großartige Symptome recht erfolgreich durchs Leben gehen, aber an einem gewissen Punkt wird dieses fragile Gleichgewicht kippen, und im schlechtesten Fall kommt es dann zu einer Retraumatisierung.

Es ist davon auszugehen, dass die meisten retraumatisierten Menschen auch über frühe Traumatisierungen verfügen und von Anfang an nicht ausreichend Unterstützung, Sicherheit und Regulation erlebt haben.

Weiß ich also, dass die Grundvoraussetzungen für Selbstregulation Kontakt und Bindung sind, dann kann ich mir das als Therapeutin in der Arbeit zunutze machen. Ich kann dem Klienten eine gute, verlässliche, stabile und warmherzige Bindung anbieten. Das fängt damit an, dass ich als Therapeutin verlässlich bin, dass mein Klient weiß, wie er mich im Notfall auch außerhalb der Therapiestunde erreichen kann, natürlich in einem klar abgegrenzten Rahmen (ich muss ja als Therapeutin auch meine Ressourcen schützen). Für einige meiner Klienten ist es essenziell wichtig, möglichst frühzeitig zu wissen, wann ich Urlaub nehme, sodass sie sich darauf vorbereiten können, eventuell auch mit einer Vertretung. In der Traumatherapie muss ich als Therapeutin in jeder Stunde voll und ganz da und präsent sein. Schon dieses Dasein für den Klienten heilt diesen. Gerade Traumaklienten spüren ganz sensibel, wie das Gegenüber und damit die Therapeutin drauf ist. Denn das haben sie häufig ein Leben lang gelernt, um möglichst schnell mitzubekommen, wann Gefahr vom Gegenüber ausgehen könnte. Und diesmal soll der Klient ja eben gerade eine andere Erfahrung machen als damals, nämlich: Da ist jemand, und der bleibt da, auch wenn ich mal ärgerlich oder wütend werde.

Deshalb sind die sogenannten Projektionen des Klienten auf den Therapeuten ja solch wertvolle, wenn auch heikle Momente in der Therapie. Decke ich diese als Therapeutin auf und bearbeite sie mit dem Klienten, dann kann hier wirklich Heilung passieren – schon allein deshalb, weil der Klient lernt, dass er sich auch mal unmöglich benehmen darf und ich als Therapeutin trotzdem wohlwollend und zugewandt dableibe und mich um eine ernsthafte Auseinandersetzung und Lösung bemühe. Hinzu kommt, dass ich meinem Klienten, indem ich in jeder Sitzung entspannt und achtsam in mir ruhe, mein eigenes Nervensystem zur Verfügung stelle. Denn mein eigenes, reguliertes Nervensystem, meine Ruhe und Entspannung als Therapeutin regulieren gleichzeitig das Nervensystem meines Klienten, im Sinne einer Co-Regulation. Ich muss mir als Therapeutin demnach gewahr sein, in welchem Zustand sich mein eigenes Nervensystem befindet. Möchte ich vernünftig arbeiten, sollte ich im ventral-vagalen Tonus sein, denn nur dann kann ich meinen Klienten auch co-regulieren! Sichtbar und erfahrbar wird das, indem ich mich als Therapeutin sicher und verbunden fühle, mein Herzschlag regelmäßig ist, mein Gesicht offen und zugewandt ist, ich

Außengeräusche ausblenden kann und ich mich ganz und gar auf das Gespräch und meinem Klienten einlassen kann. Mein Klient wird das sofort bemerken. Dadurch hat er ebenfalls die Möglichkeit, in den ventral-vagalen Tonus seines Nervensystems zu kommen.

Schon ein reguliertes Therapeutennervensystem kann dazu führen, dass der Klient sich besser fühlt und regulierter wird. Aus der Spiegelneuronenforschung wissen wir, dass sich Gehirnzellen und Nervensysteme gegenseitig anpassen.

Das heißt, allein der Kontakt und die Bindung zu mir heilen etwas beim Klienten und führen damit zu einer besseren Selbstregulation. Weiter nutzbar mache ich mir das, indem ich bei Klienten, bei denen dies möglich ist, auch ab und an Berührung anbiete, zum Beispiel wenn jemand weint und sich völlig allein fühlt, so wie damals als Kind. Schon eine sanfte Hand auf der Schulter kann hier verändern – Gehirn und Nervensystem registrieren: »Oh, da sind ja die alten, bekannten Kindergefühle, aber irgendetwas ist jetzt anders, da ist ja jemand, ich bin nicht mehr allein!« Schon das kann das Alte verändern. Gerade bei den frühen Traumatisierungen geschieht durch sanften körperlichen Kontakt viel Positives. Vielen ist dann ein Spüren des Körpers überhaupt erst möglich. Erst wenn vielleicht sanft die Füße gehalten werden, kann der Mensch dableiben, der vorher immer aus sich weggehen musste und der sich unlebendig fühlte.

Ich wende Kontakt und Bindung also bewusst in der Traumatherapie zur Herstellung einer besseren Selbstregulation des Klienten an! Selbstverständlich ist das nicht bei allen Klienten sinnvoll und möglich. Für einige Klienten würde eine Berührung ihren Zustand noch verschlechtern oder sie sogar triggern. Deshalb muss das im Vorfeld in der Anamnese abgeklärt werden. Meine Klienten wissen ganz genau, ob Berührung für sie positiv oder negativ ist. Ich ermutige sie offen, zu äußern, wie es ihnen mit dem Kontakt geht, wie lange oder kurz die Berührung sein darf, mit wie viel Intensität oder gar Druck oder ganz zart. Einige lernen erst im geschützten Rahmen der Therapie, zu spüren, was gut für sie ist und was nicht. Sie lernen, dass sie bestimmen und sich äußern dürfen, experimentieren können und dass das von mir wohlwollend aufgenommen wird.

Übrigens machen deshalb traumatisierte Menschen auch häufig in Gesprächstherapien gute Fortschritte, obwohl die »Technik« nicht geeignet ist, das Trauma aus dem Nervensystem zu lösen: wegen der guten Bindung! Denn da sitzt vielleicht die gute Mutter oder der gute Vater vor ihnen, in Form des Therapeuten, und heilt durch die stabile und gute Präsenz! Indem ich Sicherheit und Verbindung anbiete, helfe ich, den ventralen Vagus des Klienten wieder zu mobilisieren. Damit kann er sich beruhigen und hängt nicht mehr im Kampf-Flucht-Modus (sympathisches Nervensystem) oder im Abgeschaltetsein/Shut-Down (dorsaler Vagus) fest.

Das Erlangen von Selbstregulation ist demnach auch bei retraumatisierten Menschen der Königsweg ins Licht!

Teil II – Schritt für Schritt zurück ins Licht: praktische Hilfen für Betroffene

Kapitel 4
Was Sie selbst tun können: erste Hilfen im Alltag

Für Halt sorgen!

Wenn Sie von einer Retraumatisierung betroffen sind, dann werden Sie mir bestätigen: Es geht erst mal nur um eines – das blanke Überleben im Hier und Jetzt. Der Alltag, wie Sie ihn kennen, funktioniert nicht mehr. Vielleicht schaffen Sie es gerade noch, zu arbeiten, aber halten es in Ihrer Wohnung nicht mehr allein aus. Vielleicht ist es auch genau umgekehrt oder aber beides funktioniert nicht mehr. Sie erkennen sich, Ihren Körper und Ihre Reaktionsweisen nicht wieder. Sie werden von Angstzuständen überflutet und haben das Gefühl völliger Leere und Sinnlosigkeit, fühlen sich abgeschnitten von sich und der Welt ... Ich will das nicht weiter ausführen, Sie wissen genau, was ich meine. Es ist das Grauen schlechthin.

An dieser Stelle geht es oft ums ganz Praktische: Wie und wo kann ich in diesem Zustand leben? Was kann ich konkret tun?

Hier sollten Sie ganz ehrlich mit sich sein und sich vor allem sagen, dass eben alles erlaubt ist. Es geht ums Überleben, da zählt keine Moral, da zählt kein »Das gehört sich nicht«. Vielmehr geht es darum, allein oder noch besser mit Hilfe (Freundin, Therapeutin, Beratungsstelle) abzuchecken: Wo kann ich jetzt unterkommen, wenn ich es allein in meiner Wohnung nicht mehr aushalte? Denn viele der Betroffenen leben eben gerade nicht in dem stützenden, Halt gebenden, liebevollen Gerüst einer Familie, sondern allein.

Deshalb checken Sie:

- Kann ich vorübergehend bei einer Freundin, einem Freund leben?
- Gibt es einen Ex, der mich aufnehmen würde (nur wenn da Gewalt etc. kein Thema waren, sondern noch ein freundliches Miteinander besteht)?

- Muss ich vielleicht sogar zu den Eltern zurück, obwohl die möglicherweise an meinem Entwicklungstrauma beteiligt waren? Diese Option verbietet sich natürlich ganz klar bei sämtlichen in der Kindheit oder auch im Erwachsenenalter erlebten Formen verbaler, sexueller und körperlicher Gewalt! Eine gewisse Grundsicherheit und Liebe durch die Eltern sollte da sein!
- Gibt es andere Verwandte, bei denen ich leben könnte?
- Muss ich auf die Krisenstation?
- Sollte ich mich in einer psychosomatischen Klinik, die traumatherapeutisch arbeitet, anmelden?
- Gibt es therapeutische WGs, in denen ich einige Zeit lang leben könnte?
- Muss ich aus der Stadt raus und aufs Land, da ich die Reizüberflutung nicht mehr aushalte?
- Suche ich mir eine spirituelle Lebensgemeinschaft oder eine andere alternative Wohnform, um Struktur und Halt zu haben?
- Wäre ein Kloster oder Ashram der richtige Ort für mich?
- Reicht es, in meiner Wohnung ein Zimmer unterzuvermieten, damit ich nicht allein bin?
- Muss ich unter diesen Umständen und aus Kostengründen meine Wohnung auflösen?

Sie sehen und wissen: Es stellt sich eine Menge Fragen. Hier geht es vor allem um Ehrlichkeit sich selbst gegenüber. Wie Sie bereits wissen, bräuchte es ein bis zwei Jahre intensivster Traumatherapie, damit Sie wieder so weit hergestellt sind, dass Sie allein leben können, falls das Ihr Thema ist. Also machen Sie sich nichts vor, hoffen Sie nicht einfach das Beste, sondern überlegen Sie, wo Sie in dieser Zeit leben können und wollen. Es geht nicht darum, dass Sie hier schon alles überblicken. Das muss nicht sein, und dafür ist Ihr Stress gerade zu groß. Aber was ist der nächste wichtige Schritt? Muss es erst einmal die Krisenstation sein, um zur Ruhe zu kommen? Und so überhaupt erst einmal wieder denken zu können? Und dabei begleitet zu werden und zu erleben, Sie sind nicht allein, es gibt noch andere, denen es so geht wie Ihnen? Oder wollen Sie erst mal zur besten Freundin, mit dem Wissen, dass das nur wenige Tage oder Wochen möglich ist? Sie brauchen in jedem Fall einen Ort, an dem Sie sich halbwegs sicher und wohl fühlen. Das ist auch deshalb wichtig, damit sie später in der Traumatherapie nicht nur stabilisierend, sondern auch traumaverarbeitend vorankommen. Dafür braucht es auch einen halbwegs sicheren äußeren Lebensort.

Es gibt also verschiedene Möglichkeiten. Um Ihnen hier die Auswahl zu erleichtern, habe ich am Ende dieses Buches eine Liste mit Adressen von Kliniken, Krisenorten, therapeutischen WGs, Klöstern und spirituellen Zentren zusammengestellt. Da ich Berlinerin bin, habe ich hier sicher im Berliner Raum den größten Überblick. In Berlin gibt es tatsächlich auch viele Wahlmöglichkeiten. Ich habe mich aber bemüht, auch bundesweit sowie für die Schweiz und Österreich passende Adressen/Tipps beizufügen.

An die Leser aus der Schweiz und Österreich: Ich habe mir wirklich größte Mühe gegeben, muss aber sagen, dass trotz der Hilfe von schweizerischen und österreichischen Kollegen und Klienten die dortige Kliniklandschaft sehr überschaubar ist. Mir war das vorher nicht klar – die Auswahl an Krisenorten und guten Kliniken ist in Deutschland tatsächlich viel, viel größer. Das hat mich erstaunt, um nicht zu sagen bestürzt, zumal in der Schweiz wirklich viele Kollegen ambulant sehr fortschrittlich mit Somatic Experiencing® arbeiten. Peter Levine, der Begründer von Somatic Experiencing®, hält sich sogar jedes Jahr mehrere Monate in der Schweiz auf, um hier seine Seminare durchzuführen. Denn die Notwendigkeit für Krisenorte ist doch überall gleich, die Menschen mit ihren Problemen sind doch dieselben.

Darüber hinaus möchte ich Sie ermutigen, sich hier auch allein auf die Suche zu machen. Leider haben niedergelassene Psychotherapeuten und Ärzte oft keine Kenntnis von solchen Orten. Sie müssen also auch selbst googeln und aktiv werden und schauen, was es in Ihrem Heimatort oder in der Umgebung an Unterstützungsmöglichkeiten gibt. Helfen kann hier in Deutschland unter Umständen auch der sozialpsychiatrische Dienst in Ihrem Wohnort/Landkreis. Die Profis dort haben oft Adresssammlungen von Kliniken, sozialen Trägern und Beratungsstellen.

In jedem Fall brauchen Sie für ein bis zwei Jahre, vielleicht auch länger, einen sicheren Lebensort, der eben vielleicht nicht Ihre Wohnung ist. Sie sollten alle Hilfe in Anspruch nehmen, die Sie bekommen können. Und schämen Sie sich nicht! Verurteilen Sie sich nicht dafür! Auch wenn Sie früher der große Macher waren! Ich weiß, wie unglaublich hart es ist, wenn man früher selbstständig und autark war und nun derartig aus dem Leben fällt, wenn man das Gefühl hat, nicht mehr allein leben zu können.

Sagen Sie sich: »Das ist jetzt so. Ich bleibe im Hier und Jetzt. Ich vergleiche mich nicht mit früher. Ich denke nicht an die Zukunft und frage mich nicht, wie das gehen soll.« Bleiben Sie in der Gegenwart. Von hier aus geht es um den nächsten Schritt, und der darf auch klein sein!

Ich versichere Ihnen: Wenn Sie vernünftig und kontinuierlich traumatherapeutisch an sich arbeiten, dann haben Sie die Chance, wieder gesund zu werden, auch wenn es vielleicht Jahre Ihres Lebens in Anspruch nimmt. Sie werden wieder auf eigenen Beinen stehen und Sie werden wieder leben und nicht nur überleben. Sie werden wieder ein erfülltes Leben führen können! Welche Schritte dazu nötig sind, schauen wir uns im Folgenden ganz konkret an. Wer nach einer Retraumatisierung noch eine Familie, einen Partner hat, hat es vielleicht besser. Denn er ist ja nicht allein. Aber Vorsicht: Das ist meist nur die halbe Wahrheit. Oft ist es so, dass selbst der liebevollste Ehemann, die liebevollste Ehefrau irgendwann nicht mehr kann, denn das Zusammenleben mit einem retraumatisierten Menschen gestaltet sich schwierig, denken wir nur an die genannten Symptome. Für den Partner oder die Partnerin ist es kaum auszuhalten, den anderen so leidend und so verändert zu sehen. Hinzu kommt, wir erinnern uns: Trauma steckt an!

Damit der Partner einen Umgang mit der Situation der Retraumatisierung findet, ist auch für ihn professionelle Hilfe und vor allem Selbstfürsorge, manchmal auch Abstand nötig.

Manch ein Partner wird vielleicht sogar gar kein Verständnis für den »neuen« Menschen an seiner Seite aufbringen und drängt ihn vielleicht, sich doch nicht so anzustellen und endlich wieder normal zu sein. Wir wissen, das hilft leider nichts, denn die Retraumatisierung braucht Zeit zum Heilen. Manche Beziehung übersteht das vielleicht nicht. Wenn Kinder da sind, wird es umso schwieriger. Einerseits kann es sein, dass diese den funktionierenden Erwachsenenanteil wieder aus der Versenkung holen und so helfen, den Betroffenen zu stabilisieren. Andererseits spüren und bemerken sie ganz deutlich, dass Mama oder Papa auf einmal so anders sind. Hier ist die Gefahr einer Traumatisierung der Kinder ganz stark gegeben. Womöglich muss der gesunde Elternteil die Kinder nun ganz allein auffangen und darauf vorbereiten, dass Mama oder Papa nicht mehr so ist wie früher, schneller gestresst ist, oft Angst hat oder innerlich nicht anwesend ist.

Kinder eines retraumatisierten Elternteils sollten mit wenigen, klaren und einfachen Sätzen beruhigend und altersgemäß über die Situation aufgeklärt werden. Vor allem ist es wichtig, ihnen deutlich zu machen, dass sie selbst in Ordnung sind, dass sie nicht daran schuld sind und Mama oder Papa alles tun wird, um wieder gesund zu werden.

Gegebenenfalls können hier ein Kindertherapeut oder eine professionelle Familienhelferin vom Jugendamt oder von einem sozialen Träger eine gute Hilfe sein. Letztere sind oft hervorragend familientherapeutisch ausgebildet. Sie können die Familien oft ganz praktisch entlasten, indem sie die Kinder bei den Schulaufgaben unterstützen, mit ihnen spielen und Ausflüge machen, sodass weitestgehend Normalität aufrechterhalten bleibt, die Kinder Kind sein dürfen und die Eltern entlastet werden. Darüber hinaus beraten die Familienhelfer die Eltern. Besonders hilfreich ist hier natürlich, wenn die Familienhelfer in Traumafachberatung und -pädagogik ausgebildet sind, denn dann können sie die Retraumatisierung wirklich einordnen und traumaspezifisch die gesamte Familie unterstützen, auch wenn das selbstverständlich keine Traumatherapie ersetzt.

Falls Sie allein leben und Unterstützung brauchen, dann können Sie auch beim sozialpsychiatrischen Dienst oder einem Träger für psychisch Kranke eine Einzelfallhelferin beantragen – ja, ich mag den Begriff »psychisch krank« auch nicht, und in meinem Sprachschatz kommt er für retraumatisierte Menschen auch nicht vor, ist er doch oft mit einem Makel behaftet, nach dem Motto: Mit dem oder der stimmt etwas nicht, der oder die ist verrückt. Leider kann ich diese offiziellen Begrifflichkeiten nicht ändern, deshalb mein Rat: Stehen Sie drüber, Sie wissen, Sie haben eine klare Traumareaktion, die in diesem Sinne als normal anzusehen ist.

Scheuen Sie sich also auf gar keinen Fall, Hilfe anzunehmen! Die richtige Hilfe kann Sie und auch Ihre Familie retten und Ihnen über die schwere Zeit helfen. Ja, Sie müssen sich vermutlich sogar ein ganzes Netzwerk aus Helfern aufbauen, denn, wie besprochen, Ihre Familie wird es nicht allein schaffen, genauso wenig wie Ihre Freunde. Oft, und das ist schmerzhaft, ändert sich durch eine Retraumatisierung sogar der gesamte Freundeskreis, entweder weil kein Verständnis da ist oder weil die Freunde, auch wenn sie am Anfang helfen, es irgendwann nicht mehr aushalten. Und auch das ist leider normal. Einige werden bleiben, einige werden gehen, neue kommen hinzu. Und auch deshalb sollten Sie Ihre Last auf verschiedene Schultern verteilen, und das ist in Ordnung so.

Wie könnte ein solches Netzwerk aussehen? Es könnte bestehen aus:

- Familie,
- Freunden,
- Familienhelfer (über das Jugendamt oder soziale Träger) oder Einzelfallhelfer (über den sozialpsychiatrischen Dienst oder soziale Träger),
- Traumatherapeut,
- Psychotherapeut,
- Kunsttherapeut,
- Physiotherapie,
- Ergotherapie,
- Hausarzt,
- Psychiater,
- Heilpraktiker,
- Selbsthilfegruppen,
- Traumafachberatungsstellen wie bundesweit Wildwasser oder LARA in Berlin,
- Krisenstationen,

- Krisendiensten, zum Beispiel Berliner Krisendienst, Krisendienst Psychiatrie für München und Oberbayern,
- sozialpsychiatrischem Dienst,
- Reittherapie,
- therapeutischen Wohngemeinschaften,
- Tageskliniken,
- Traumafachkliniken,
- Telefonseelsorge,
- Kursen in Yoga, Tai-Chi, Qigong etc.
- und und und …

Sie fragen sich jetzt vermutlich, ob das nicht ein wenig zu viel des Guten ist? Das ist es nicht. Wenn Sie mitten in einer Retraumatisierung stecken, dann sollten Sie vor allem eines sein: informiert. Dann sollten Sie die Möglichkeiten kennen, die Sie haben und die es gibt. Manchmal ist dafür auch ein Ortswechsel nötig, gerade wenn Sie im ländlichen Raum leben und dort von den Hilfsangeboten her eher unterversorgt sind. Denn wir erinnern uns – es geht um Ihr Überleben. Es geht darum, den Tag und die Woche zu überstehen. Und dafür brauchen Sie ein stabiles Gerüst. Sie brauchen, um durchzukommen, einen klar strukturierten Tages- und Wochenplan, gerade weil Sie in sich diese Struktur und den Halt nicht mehr finden oder weil Sie das, was Ihnen früher Halt gegeben hat wie Arbeit oder der Sport im Fitnesscenter, nicht mehr tun können, weil es nicht mehr geht. Dann brauchen Sie eine klare Struktur, am besten verschriftlicht, an die Hand.

Ein Klient von mir hat, um über die Woche zu kommen, einmal pro Woche Traumatherapie bei mir, einmal tiefenpsychologisch fundierte Psychotherapie bei der langjährigen Psychotherapeutin, einmal anthroposophisch orientierte Kunsttherapie und einmal Physiotherapie. Darüber hinaus geht er in eine Selbsthilfegruppe, nimmt Beratungsstellen in Anspruch und hat eine Psychiaterin für die medikamentöse Verordnung. Zwei wichtige Freunde unterstützen den Klienten ebenfalls. Er kann sie spontan anrufen oder bei ihnen vorbeikommen und auf der Couch sitzen und etwas essen, wenn es ihm nicht gut geht.

Das klingt vielleicht viel, ist aber völlig in Ordnung und nötig, um die Retraumatisierung zu bewältigen und sich immer wieder runterzuregulieren und aus den Angstzuständen, den Schmerzen und der hohen Anspannung ein wenig rauszukommen. Zur Erklärung: Mehr als ein- bis zweimal pro Woche Traumatherapie ist nicht möglich, schon aus Kapazitätsgründen nicht, aber auch, weil das für das Nervensystem zu viel sein könnte. Die Traumatherapie ist natürlich das A und O, um überhaupt aus der Retraumatisierung wieder herauszukommen. Ohne sie geht es nicht. Zu der langjährigen, sehr erfahrenen, liebevollen und warmherzigen Psychotherapeutin besteht eine wichtige und tiefe Bindung. Da der Klient ein starkes Bindungstrauma hat und in seinem ersten Lebensjahr überhaupt nicht erlebt hat, dass es liebevolle Bindung und Bezugspersonen gab, ist das für ihn immens wichtig. Die stabile und liebevolle Bindung gibt ihm Trost und Halt, und schon der Kontakt reguliert ihn runter, sodass es ihm nach der Stunde besser geht. Der Klient ist Mitglied einer gesetzlichen Krankenkasse, die anthroposophisch orientierte Kunsttherapie finanziert – die Arbeit mit Ton und Farbe, der Ausdruck helfen ihm ebenfalls. Die Physiotherapeutin lindert die starken Verspannungen und Körperschmerzen. In der Selbsthilfegruppe erfährt er, dass er nicht allein ist, sondern findet Gleichgesinnte, die ihn verstehen. Die Beratungsstellen helfen mit ihren Unterstützungsangeboten, auch zu sozialrechtlichen und beruflichen Fragen, bieten aber auch traumaspezifische Angebote zur Stabilisierung an. Die Psychiaterin wird nur alle paar Wochen konsultiert und ist ebenfalls, da traumasensibel, eine wichtige Stütze. Außerdem sorgt sie für die wichtige Krankschreibung und verordnet gegebenenfalls Medikamente.

Das heißt, dieser Klient hat ein umfangreiches Netzwerk, welches ihm Halt und Struktur gibt. Ein stationärer Aufenthalt in der Psychiatrie oder einer psychosomatischen Klinik wird dadurch vermieden. Er kann seine Retraumatisierung auf diese Weise ambulant bewältigen und in seiner Wohnung verbleiben.

Anbei ein Wochenplan, mit dem Sie zu Hause arbeiten können und der Ihnen Halt und Struktur geben soll:

Wochenplan

	Montag	Dienstag	Mittwoc
07:00 - 08:00			
08:00 - 09:00			
09:00 - 10:00			
10:00 - 11:00			
11:00 - 12:00			
12:00 - 13:00			
13:00 - 14:00			
14:00 - 15:00			
15:00 - 16:00			
16:00 - 17:00			
17:00 - 18:00			
18:00 - 19:00			
19:00 - 20:00			
20:00 - 21:00			

Woche vom: .... – ....

nnerstag	Freitag	Samstag	Sonntag

Bitte die Basics nicht vergessen: schlafen und essen

Zu Ihrem Tages- und Wochenplan gehören auch feste Schlafens- und Essenszeiten. Auch das soll Ihnen Stabilität geben und ist jetzt noch wichtiger als zu Ihren gesunden Zeiten! Vermutlich haben Sie Schlafprobleme, können nicht einschlafen und wachen mitten in der Nacht nach Albträumen auf. Das ist sehr schrecklich und doch normal und wird sich wieder legen. Sie erinnern sich: Die Schlafprobleme haben mit der hohen Aktivierung Ihres Nervensystems zu tun. Je regulierter Sie durch die fortschreitende Traumatherapie werden, desto besser werden Sie wieder schlafen können. Wie lange das dauert, ist unterschiedlich. Deshalb ist es wichtig, hier auch unabhängig von der laufenden Traumatherapie für Ruhe zu sorgen. Der Psychiater einer Krisenstation sagte mir einmal, dass er spätestens nach vier Wochen, wenn die Schlafstörungen massiv anhalten, medikamentös eingreift. Warum? Bekommt der Körper nicht genug Schlaf, dann verstärken sich die Traumasymptome, man fühlt sich noch schlechter, und an eine vernünftige Traumatherapie ist nicht zu denken, weil der Klient sich schon durch den Schlafmangel nicht konzentrieren kann. Außerdem führen lang anhaltende Schlafstörungen (beispielsweise nur zwei bis drei Stunden Schlaf in der Nacht) unweigerlich zum Zusammenbruch. Ein Klinikaufenthalt wird dann unumgänglich. Deshalb müssen Sie hier frühzeitig entgegenwirken, und deshalb bin ich hier auch streng. Sie können es erst einmal auf natürlichem Weg versuchen, wie unter »Hilfe aus der Medizin und Naturheilkunde – Pflanzen, Tees und Homöopathika« oder auch unter »Übungen zur Selbstregulation – Nierenübung« beschrieben. Wenn all das jedoch nicht hilft, müssen Sie medikamentös eingestellt werden.

Außerdem sollten Sie darauf achten, dass Sie nichts Aktivierendes mehr vor dem Einschlafen tun, denn aktiviert sind Sie genug! Überprüfen Sie deshalb, wie Ihre Fernseh- und Musikgewohnheiten sind, falls Sie diese Medien noch nutzen. Achten Sie darauf, dass Sie spätestens ab 21 Uhr ausschließlich entspannende Dinge tun, wie ein warmes Bad mit Lavendelöl nehmen, einen Kräutertee trinken und ein positives, beruhigendes Buch lesen, falls Sie das gerade können. Der angenehme Duft eines ätherischen Öls kann Ihre Stimmung positiv beeinflussen, denken Sie etwa an Lavendel und Orange. Die Auswahl ist groß. Es kann aber auch sein, dass Sie erst einmal nur mit der beruhigenden Hand einer Freundin einschlafen können, auf der Besuchercouch, auch das ist in Ordnung. Oder mit dem großen Teddy auf Ihrem Bauch. Wichtig ist einfach: Sie müssen schlafen! Handy und Laptop sollten dabei schon wegen des blauen Lichts nicht zu lange genutzt werden. Blaues Licht senkt das für den Schlaf notwendige Hormon Melatonin und schädigt die Netzhaut. Auf neueren Handys gibt es einen Blaulichtfilter, den sollten Sie nachts in jedem Fall einschalten. Über die beste Zeit zum Einschlafen gibt es unterschiedliche Meinungen. Am besten, Sie finden selbst heraus, wann Ihr Körper müde wird, und folgen ihm dann. Es ist wichtig, die Müdigkeit überhaupt zu bemerken und sie nicht zu übergehen. Setzen Sie sich dann eine feste Bettzeit. Und schaffen Sie sich kontinuierliche Einschlafrituale, beispielsweise: Um 22 Uhr putze ich die Zähne, danach koche ich mir einen Kräutertee und gehe mit diesem und einem guten Buch ins Bett. Beim Lesen fallen mir die Augen zu. Ich knipse das Licht aus und schlafe ein. Mir ist klar, dass das bei einem retraumatisierten Menschen der Idealfall wäre und so gut wie unmöglich ist. Es soll aber als Beispiel für einen ritualisierten Ablauf dienen. Denn je regelmäßiger Sie Ihre Einschlafrituale pflegen, desto eher merkt sich das Ihr Körper und bereitet irgendwann automatisch den Übergang vom Wachsein zum Schlafen vor.

Wenn Sie, wie zu vermuten ist, nachts nach Albträumen und mit Angstzuständen wieder aufwachen, dann sollten Sie vor allem eines nicht: verzagen. Stehen Sie erst einmal auf, kommen Sie aus der Panik heraus und bewegen Sie sich, gehen Sie auf die Toilette und machen Sie sich einen Tee. Danach sollten Sie Ihre Lieblingsübungen zur Selbstregulation anwenden, damit Sie wieder ruhiger werden, hier vor allem die »Nierenübung« und »Klein, aber oho: Mikroübungen zur Selbstregulation«, die Sie unter »Übungen zur Selbstregulation« finden. Diese Übungen können Sie auch gut im Liegen machen, vielleicht schlafen Sie sogar direkt dabei ein. Und auch wenn es schwerfällt: Denken Sie daran, dass das kein Zustand ist, der so bleiben wird, sondern dass es durch die körperorientierte Traumatherapie besser werden wird und Sie irgendwann wieder gut werden schlafen können.

Als weiteres Basic ist neben dem Schlafen eines essenziell: essen! Wie ohne Schlafen funktioniert Ihr Körper auch ohne essen nicht, Sie werden zusätzlich geschwächt, Sie unterzuckern. Darüber hinaus erdet essen, und das ist gerade bei Angstzuständen wichtig. Auch wenn es Ihnen noch so schwerfällt: Gewöhnen Sie sich drei feste und vor allem gesunde Mahlzeiten an. Ist die Krise zu groß, wird das vermutlich schwierig. Dann seien Sie großzügig zu sich: Essen Sie, was Sie können, und wenn es nur das ungesunde »Nutella-Brötchen« oder ein Schokoriegel oder ein Babybrei ist. Essen Sie in der akuten Krisenzeit das, was Sie irgendwie hinunterbekommen. Denn es ist besser, überhaupt irgendetwas zu essen als gar nichts. Und da darf es auch der fette Café Latte mit zwei Löffeln Zucker sein, wenn Ihnen danach ist. Hauptsache, Sie nehmen etwas zu sich. Sie sollten nur sehen, dass es nicht mehr als zwei Milchkaffees am Tag werden, und sollten alle weiteren koffeinhaltigen Getränke meiden, denn zu viel Koffein befeuert Ihre Unruhe und Ihre Angstzustände. Versuchen Sie, mindestens einmal am Tag warm zu essen, und wenn Sie nicht selbst kochen können, weil Ihnen dafür die Konzentration fehlt, dann gehen Sie etwas essen. In Berlin ist das sicher einfacher als an vielen anderen Orten, hier findet man immer etwas Preiswertes, und wenn es nur der Döner ist.

Im Laufe der kommenden Woche und Monate sollten Sie allerdings versuchen, Ihr Essen gesund und möglichst zu gleichen Zeiten zu gestalten. Wir erinnern uns: Rituale sind wichtig, um den Tag einzuteilen, aber auch, um sich zu regulieren. Falls Sie immer noch ungesund essen, weil Sie keinen Appetit haben, dann unterstützen Sie sich wenigstens mit Nahrungsergänzungsmitteln. Vermutlich ist es mit Ihrem Mineralien- und Vitaminhaushalt durch den Stress sowieso nicht zum Besten bestellt. Welche Folgen das hat, und wie Sie sich hier helfen können, finden Sie unter »Hilfe aus der Medizin und Naturheilkunde – Orthomolekulare Medizin«.

Und stressen Sie sich nicht! Ich habe schon Klienten erlebt, die aufgrund ihrer ungesunden Ernährungsweise inmitten der Retraumatisierung ein schlechtes Gewissen bekommen haben und nun dachten, sie müssten mit Fasten und Verzicht auf bestimmte Nahrungsmittel ihre Darmflora wieder in Ordnung bringen. Bitte lassen Sie das! Seien Sie hier pragmatisch und gehen Sie kleine Schritte Richtung Gesundheit. Denn zusätzlicher Stress – und das ist Fasten oder eine massive Nahrungsumstellung bei einer Retraumatisierung – ist für Sie Gift!

Stressbarometer

Welche konkreten Möglichkeiten gibt es noch, die Ihnen jetzt in Ihrem Alltag weiterhelfen können? Es ist wichtig, dass Sie möglichst frühzeitig bemerken, wenn Ihre Anspannung steigt und Ihr Nervensystem hoch aktiviert ist. Denn dann ist die nächste Panikattacke oder der nächste Wutanfall nicht weit. Sie bewegen sich dann auf einen Anspannungsgrad zu, der nicht mehr steuerbar ist. Sie agieren dann nur noch im Notfallmodus, der Zugang zur Großhirnrinde, die für planvolles Denken und Handeln zuständig ist, ist blockiert. Um das zu vermeiden und frühzeitig zu prüfen, wie hoch Ihr persönlicher Stresslevel gerade ist, wurde das Stressbarometer entwickelt. Er ist ein wunderbares Werkzeug, sowohl in meiner Praxis als auch für zu Hause. Und so finden Sie Ihren eigenen Stresslevel, die Höhe Ihrer Anspannung, heraus:

- Halten Sie einen Moment inne und spüren Sie in Ihren Körper hinein: Wie fühlen sich Ihre Arme und Beine, Ihre Muskeln, Ihr Herzschlag, Ihr Kopf an? Sind Sie eher ruhig und entspannt oder angespannt, atmen Sie flach und können nicht aufhören zu denken? Nehmen Sie sich ehrlich und offen wahr.

- Bestimmen Sie nun Ihren Wert innerhalb des Stressbarometers von 0–10. 10 bedeutet maximale Anspannung. 0 bedeutet keinerlei Anspannung. Welcher Wert kommt Ihnen zuerst in den Sinn? Der erste Impuls ist meist der richtige.

- Sie wissen nun, wo Sie stehen:
  - 0 = absolute Entspannung
  - 1–2 = ziemlich entspannt
  - 3–4 = leichte Anspannung
  - 5–6 = mittlere Anspannung
  - 7–9 = hohe Anspannung
  - 10 = größtmögliche, extreme Anspannung und Stress

Beim Stressbarometer müssen Sie spätestens ab Level 6 gegenregulieren und sich überlegen, wie Sie tun können!

Denn von der 6 auf die 8 ist es nicht mehr weit, und ab der 8 wird es eng. Dann wird, wie beschrieben, der Zugang zur Großhirnrinde blockiert. Damit wird es schwierig, bewusst nachzudenken und zu überlegen, was Ihnen jetzt in dieser Situation helfen könnte, was Sie konkret tun könnten und welche Übung zur Selbstregulation jetzt vielleicht die richtige ist. Tun Sie also bitte alles, um gar nicht erst auf eine 8 zu kommen, auch wenn das vielleicht frisch nach der Retraumatisierung Ihr Normalzustand ist. Dann versuchen Sie wenigstens, nicht auf die 10 zu rutschen. Und wenn Sie dort sind, dann greifen Sie zu Ihrer »Ressourcenliste« oder Ihren »Notfallkoffer«, wie im Folgenden beschrieben.

Ressourcenliste

Eine Ressourcenliste dient dazu, Ihnen bewusst zu machen, über welche Kraftquellen Sie verfügen und was Ihnen hilft, damit es Ihnen ein wenig besser geht, also auf welche Ressourcen Sie zurückgreifen können. Das kann im Hier und Jetzt sein, das können aber auch Dinge sein, die Ihnen in der Vergangenheit geholfen haben, vielleicht ein Hobby, das Ihnen gut tat, das Sie jetzt aber nicht mehr ausüben.

Mögliche Ressourcen können sein:

- ein Aufenthalt in der Natur – Wald, Park, ein eigener Garten oder der kleine begrünte Balkon,
- Wasser in jeder Form, als See, Meer, Fluss, Schwimmbad oder Badewanne,
- Sport, zum Beispiel Schwimmtraining, Klettern, Selbstverteidigung, Reiten,
- Yoga,
- Meditation,
- Körperkontakt/Berührung,
- Kreatives wie Malen, Schreiben, Töpfern, Basteln, Stricken, Mandalas ausmalen,
- Haustiere wie Hund oder Katze,
- liebe Freunde,
- Familie,
- Gartenarbeit – Blumen und Pflanzen hegen und pflegen,
- bestimmte Düfte,
- ein Lieblingsessen,
- Getränke wie Lieblings-Yogi-Tee oder Kakao oder ...
- die eigenen Kinder,
- nette Nachbarn
- und und und ...

Nehmen Sie sich hier einmal die Zeit, die folgende Tabelle auszufüllen, sodass Sie bewusst Ihre Ressourcen erkennen und auch einsetzen können, damit es Ihnen etwas besser geht.

- Aktivitäten: ....
....
....
- Sport: ....
....
....
- Menschen: ....
....
....
- Essen und trinken: ....
....
....
- Spiritualität: ....
....
....
- Kreatives: ....
....
....
- Natur: ....
....
....
- Tiere: ....
....
....
- Sonstiges: ....
....
....

Notfallkoffer

Ihr Notfallkoffer sollte immer gepackt sein, ähnlich wie ein Reisekoffer. Er enthält die Dinge, die Ihnen in einer akuten Krisensituation helfen. Demnach ist er mit der Ressourcenliste verwandt, aber doch viel spezifischer auf eine Krise zugeschnitten wie: Ich habe eine Angstattacke, ich fühle mich ohnmächtig, ich hatte Albträume, ich bin getriggert worden, ich komme aus der Dissoziation nicht mehr raus etc.

Mir ist klar, dass Sie es als retraumatisierter Mensch permanent mit den oben beschriebenen Symptomen zu tun haben, und doch gibt es auch bei Ihnen Spitzen, zum Beispiel wenn ihr Stressbarometer auf 10 steht. Der Notfallkoffer dient Ihnen also dazu, sich selbst helfen zu können, gerade dann, wenn die Profis wie der Traumatherapeut, der Kunsttherapeut, die Beratungsstelle gerade nicht verfügbar sind. Er soll Ihnen das Gefühl geben, sich ein wenig mehr selbst helfen und steuern zu können.

Deshalb packen Sie alles das in Ihren Notfallkoffer, was Ihnen bisher geholfen hat, wenn es Ihnen schlecht ging:

- Vielleicht hilft für den Anfang schon eine Situationsunterbrechung wie aufstehen, den Platz wechseln, sich bewegen, räkeln und strecken, den Raum verlassen, auf die Toilette gehen, Fenster öffnen oder tief Luft holen.
- Etwas trinken oder essen.
- Rechts-links-Bewegungen wie Spazieren gehen, Joggen, Rad fahren oder Schwimmen stimulieren die rechte und linke Gehirnhälfte und führen so zu einer besseren Stressverarbeitung. Probieren Sie aus, welche Bewegungsform hier für Sie funktioniert, und setzen Sie sie dann bewusst ein, wenn es Ihnen schlecht geht.
- Ein Anruf bei Ihrer Freundin.
- Ein bestimmter Duft, ein ätherisches Öl, welches Sie im Hier und Jetzt reorientiert.

- Welche Dissoziationsstopps haben Ihnen bisher geholfen? Der Schnippsgummi, das Brausebonbon oder eher das Abklopfen und der Igelball?
- Welche Übungen zur Selbstregulation funktionieren für Sie?
- Hilft Ablenkung wie rausgehen, sich mit Freunden treffen, Fernsehen schauen (ja, auch das ist ok)?
- Hilft es, eine bestimmte Musik zu hören oder sogar zu singen?
- Hilft das Kuscheln mit Ihrem Kuscheltier oder mit dem Haustier?
- Hilft das Gespräch mit Ihrem inneren Kind (siehe Teil III, »Übungen zur Selbstregulation – das innere Kind versorgen«)?
- Erst ganz am Schluss sollte als Notfallmöglichkeit der Krisendienst oder die Selbsteinweisung in die Klinik stehen. Aber auch dafür sollten Sie gewappnet sein und die entsprechenden Telefonnummern parat haben.

Am besten ist es, wenn Sie Ihren Notfallkoffer als Blatt Papier immer bei sich tragen, zum Beispiel im Portemonnaie oder als Foto im Handy. Denn Sie erinnern sich, Sie brauchen etwas, worauf Sie schauen können, wo alles schon gesammelt ist, denn bei zu hohem Stress fällt Ihnen das nicht mehr ein.

Mein Notfallkoffer:

Wichtigste Telefonnummern von FreundInnen ....

Welche Aktivitäten helfen,
zum Beispiel raus an die Luft gehen? ....

Dissoziationsstopps, die helfen ....

Übungen zur Selbstregulation ....

Düfte ....

Homöopathie/Bachblüten ....

Notfallmedikament ....

Welches Getränk/Essen hilft? ....

Hilfsorte, zum Beispiel zu Wildwasser gehen ....

Profi-Telefonnummern ....
zum Beispiel von Telefonseelsorge, Krisendienst, Klinik, Traumatherapeuten

Kapitel 5
Traumatherapien und ihre Wirksamkeit

Traumatherapie ja! Aber ambulant oder stationär?

Ohne Traumatherapie – ich glaube, das konnte ich hinreichend darstellen – geht es nicht. Ohne Traumatherapie können Sie nicht wieder gesund werden. Ihr erster Job ist es also, sich einen vernünftigen Traumatherapeuten zu suchen. Der Ehrlichkeit halber: Es wird schwierig werden, jemanden zu finden, der über die gesetzliche Krankenkasse arbeitet. Psychotherapeuten mit einem Kassensitz, die explizit Traumatherapie anbieten, sind meist restlos ausgebucht und haben oft nicht einmal mehr eine Warteliste. Vielleicht haben Sie aber auch Glück. Wahrscheinlicher ist es jedoch, dass Sie Ihren Traumatherapeuten privat aus eigener Tasche zahlen müssen, also einen Psychotherapeuten oder Heilpraktiker finden müssen, der explizit Traumatherapie anbietet. Sollten Sie privat versichert sein, dann fragen Sie bei Ihrer privaten Krankenkasse nach, inwieweit diese entweder generell Psychotherapie bezahlt oder Leistungen nach der Gebührenordnung für Heilpraktiker übernimmt. Bei vielen Privatkassen ist zumindest Letzteres der Fall. Dann wird meist ein Teil der Kosten von der privaten Kasse übernommen. Etliche Menschen haben auch eine Zusatzversicherung für Heilpraktiker, auch diese kann Sie mit den Kosten (meist höchstens bis zu 1000 Euro jährlich, oft bis zu 80 Prozent der tatsächlich entstandenen Kosten) unterstützen.

Wie finden Sie nun einen geeigneten Traumatherapeuten? Zu den Eigenschaften komme ich gleich noch. Empfehlen kann ich die *Traumakompetenzliste* der Gesellschaft für Psychotraumatologie, Traumatherapie und Gewaltforschung (GPTG), deren Mitglied ich ebenfalls bin. Unter www.gptg.eu finden Sie ausschließlich geprüfte Traumatherapeuten, egal ob Psychotherapeut mit Kassensitz oder Heilpraktiker. Hier können Sie Ihren Wohnort eingeben und bekommen in Ihrer Nähe

Traumatherapeuten vorgeschlagen. Außerdem werden Sie über die durchschnittliche Wartezeit, die Traumatherapiemethoden und die Finanzierung informiert. Darüber hinaus finden Sie eine kleine Auswahl an Kliniken.

Eine weitere Möglichkeit ist die Seite der Deutschsprachigen Gesellschaft für Psychotraumatologie (DeGPT), www.degpt.de. Diese nennt ausschließlich Psychologische und Ärztliche Psychotherapeuten mit Approbation, die in einer speziellen Psychotraumatherapie ausgebildet sind, sowie ausgebildete Traumafachberater und Traumapädagogen (auch für die Schweiz und Österreich). Auch hier können Sie Ihren Wohnort zur Umkreissuche eingeben.

Wenn Sie mit Somatic Experiencing® arbeiten wollen, dann finden Sie die zertifizierten Experten auf www.somatic-experiencing.de, für die Schweiz auf https://www.traumahealing.ch/index.php?id=0207&l=de, für Österreich auf https://www.somaticexperiencing.at.

Darüber hinaus können Sie natürlich auch googeln, die genannten Empfehlungen garantieren Ihnen aber gewisse Qualitätsstandards, denn Traumatherapie ist kein geschützter Begriff. Deshalb informiere ich Sie nachfolgend auch, welche Qualifikationen wichtig sind.

In jedem Fall bräuchten Sie in der akuten Phase direkt nach der Retraumatisierung einmal wöchentlich ambulant Traumatherapie. Wenn das nicht geht, dann sollten Sie mindestens zweiwöchentlich Traumatherapie erhalten.

Aber zuerst zu einer anderen Frage: Schaffen Sie es überhaupt ambulant bzw. schaffen Sie es, wenn Sie einige Zeit auf einen ambulanten Traumatherapieplatz warten müssen? Oder brauchen Sie eine *Klinik*? Hier stellt sich ein ähnliches Problem wie bei den ambulanten Traumatherapeuten, denn alle guten Kliniken haben Wartelisten. Das heißt, Sie müssen je nach Klinik von einigen Monaten bis zu einem Jahr Wartezeit einkalkulieren. Das nützt Ihnen natürlich nichts, denn Sie brauchen ja jetzt Hilfe. Ausnahmen bilden hier nur die Privatkliniken, in denen Sie meist sofort aufgenommen werden können. Hier zahlt die private Krankenversicherung oder Sie selbst, falls Sie entsprechende Rücklagen haben. Wenn Sie gesetzlich versichert sind, scheuen Sie sich nicht, auch die Privatkliniken nach Kostenübernahmen im Rahmen der Kostenerstattung zu fragen. Denn es kann im Ausnahmefall auch sein, dass Ihre gesetzliche Krankenversicherung die Kosten trägt. Die Privatkliniken haben oft den Vorteil, sehr individualisiert zu arbeiten, mit einer hohen Frequenz an Einzeltherapiestunden. Adressen von Kliniken liste ich im Anhang auf. Und auch hier gilt: Klinik ist nicht gleich Klinik. Sie müssen wissen, was Sie wollen. So gibt es sehr gute psychosomatische Kliniken wie die Adula-Klinik und die Hochgrath-Klinik im Allgäu (durchschnittlicher Aufenthalt: acht Wochen oder länger), die sowohl aufgrund ihrer Haltung als auch aufgrund ihrer Techniken und des Gedankens einer therapeutischen Gemeinschaft sehr zu empfehlen sind. Nur arbeiten diese nicht unbedingt traumaspezifisch, stabilisierend hingegen schon. Wenn Ihnen das reicht, sind Sie hier richtig, um erst einmal wieder zu sich zu kommen und vielleicht Zeit zu überbrücken, bis Sie einen ambulanten Therapieplatz haben. Darüber hinaus kann es sein, dass Ihnen, wenn Sie schon einige Monate krankgeschrieben sind, die Rentenversicherung eine Klinik vorschlägt, um Ihre Erwerbsfähigkeit festzustellen. Die Kliniken der Rentenversicherungen nennt man Rehakliniken (Reha = Rehabilitation, Wiederherstellung). Die Rentenversicherungen haben spezifische Rehakliniken, die auf Trauma spezialisiert sind. Die Rehakliniken sind von ihrer Qualität her sehr unterschiedlich.

Auch wenn ich mich bemüht habe, im Anhang die besten Kliniken aufzulisten, ist die Liste natürlich unvollständig. Die Qualität einer Klinik kann sich jederzeit ändern. Häufig kann dazu schon ein Chefarztwechsel reichen. Für Sie bedeutet das, dass ich Ihnen zwingend empfehlen würde, in den entsprechenden Kliniken anzurufen, die Websites anzuschauen und sich ganz genau zu informieren, welche Traumatherapiemethoden dort angeboten werden. Einen guten Überblick der wichtigsten Traumatherapiemethoden bekommen Sie in meinen Kapiteln »*Somatic Experiencing (SE)*® – körperorientierte Traumaverarbeitung als Königsweg« und »Weitere Methoden: EMDR, Brainspotting, TRIMB, IRRT, Ego-State-Therapie, DBT, PITT und TSY«.

Nachteilig ist die kurze Aufenthaltsdauer in den Rehakliniken, aber auch in den meisten psychosomatischen Kliniken, von durchschnittlich vier bis sechs Wochen. In diesen maximal sechs Wochen haben Sie höchstens sechs Einzelgespräche. Davon gehen zwei für An- und Abreise drauf. Das heißt, Sie haben maximal vier Gespräche, in denen Sie arbeiten können. Das ist sehr wenig. Alles andere sind Gruppentherapien.

Falls es wirklich darum geht, dass Sie eine längere Auszeit brauchen, kann eine auf zwei Jahre befristete EU-Rente, soweit Sie hier Anspruch haben (das und die Höhe sollten Sie unbedingt vorher klären), eine gute Lösung sein. Dann sind die Kliniken der Rentenversicherung eine gute Wahl, denn diese stellen, wie gesagt, Ihre Erwerbsfähigkeit fest und sprechen Empfehlungen aus.

Sie merken schon: Das ist kein einfaches Thema. Ich hoffe, Ihnen mit den im Anhang aufgeführten Kliniken die Auswahl zu erleichtern. Welche Erfahrungen Sie dort machen, kann ich Ihnen natürlich nicht sagen. Selbst in der besten Klinik können Dinge schieflaufen und Sie können einfach Pech haben. Deshalb gilt: Informieren Sie sich gut, und hören Sie auf Ihr Bauchgefühl, welche Klinik für Sie stimmig ist.

> Es gilt, zwischen Kliniken mit einer Traumastation, Kliniken mit traumatherapeutischem Angebot und »normalen« psychosomatischen und psychotherapeutischen Kliniken zu unterscheiden. Geht es Ihnen um Traumabearbeitung bzw. Stabilisierung, müssten Sie also eine Klinik mit Traumastation oder traumatherapeutischem Angebot wählen.

Sehr hilfreich finde ich hier auch die Klinikliste von Vielfalt e. V. unter https://www.vielfalt-info.de/images/vielfalt/Klinikliste_Juni_2019.pdf.

Eine weitere Alternative innerhalb der stationären Angebote sind die *Tageskliniken*. Diese öffnen meist gegen 8 oder 9 Uhr und schließen zwischen 16 und 17 Uhr. Sie sind eine gute Möglichkeit, um in einem begleiteten Rahmen Struktur und Halt zu finden. Gerade wenn es im eigenen Haushalt Kinder oder Tiere gibt, bieten solche Kliniken eine gute Alternative zum vollstationären Aufenthalt. Das Programm ist meist dasselbe. Oft beginnt der Tag mit einer Morgenrunde. Vorherrschend sind Gruppenangebote von progressiver Muskelentspannung, autogenem Training und Wassergymnastik über Yoga, Qigong, Kunsttherapie, Musiktherapie, Ergotherapie bis hin zu psychoedukativen Gruppen zu Trauma, Depression, Angst und traumaspezifischer Stabilisierung. Einzelgespräche finden meist maximal einmal wöchentlich statt. Auch hier ist die Qualität sehr unterschiedlich, auch hier müssen Sie genau hinschauen, so Sie dazu noch die Konzentration und Kraft haben. Manchmal reicht es auch aus, erst einmal einen geschützten Platz zu haben, die Qualität der Therapien ist dann zweitrangig.

Tageskliniken haben oft den Vorteil, dass die Wartezeit auf einen freien Platz nicht so lang ist wie bei den vollstationären Kliniken. Außerdem werden Sie nicht ganz aus Ihrem Alltag herausgerissen, denn Sie müssen am späten Nachmittag immer wieder nach Hause und werden dort mit der Alltagsrealität konfrontiert. Bei vollstationären Aufenthalten ist man immer auch in einer Schutzblase. Das ist gut und richtig so. Trotzdem kenne ich keinen Klienten, dem der Wechsel aus dem vollstationären Klinikaufenthalt nach Hause leichtgefallen wäre. Die allermeisten erleben diesen Schritt als sehr krisenhaft, gerade wenn es ihnen in der Klinik um so vieles besser ging und sie sehr nette Mitpatienten kennengelernt haben. Oft ist es hilfreich, nach der Klinik mit Selbsthilfegruppen weiterzuarbeiten. Das erleichtert den Übergang nach Hause. Mehr dazu finden Sie unter »Sie sind nicht allein: Selbsthilfegruppen und andere Unterstützung«.

Nun wissen Sie schon, dass es vermutlich für alle Klinikangebote Wartezeiten gibt. Sie bemerken aber, dass Sie nicht warten können, keinen Tag länger, dass Sie es zu Hause allein einfach nicht schaffen. Was nun? In Berlin gibt es noch die Möglichkeit der *ambulanten Krisenbegleitung*, in deren Rahmen Sie Gruppenangebote wahrnehmen könnten, 24 Stunden am Tag einen Ansprechpartner haben und zur Not auch in der angeschlossenen Krisenpension übernachten können. Finanziert wird das durch einige Krankenkassen. Ziel der Krisenpension ist es, einen Psychiatrieaufenthalt zu verhindern. Inwieweit es in anderen Großstädten ähnliche Projekte gibt, müssen Sie selbst herausfinden.

Ein *Psychiatrieaufenthalt* wird sich jedoch nicht immer vermeiden lassen. Und dann ist das vielleicht einfach so. Gerade die Psychiatrien weisen natürlich sehr unterschiedliche Qualitätsstandards auf. Deshalb sollten Sie auch hier genau hinschauen, falls das noch möglich ist. Die *Krisenstationen*, die innerhalb der Psychiatrien angebunden sind, kann man meist durchgehend empfehlen, da diese wirklich auf Krisensituationen zugeschnitten sind. Sie finden dort einfach Menschen in akuten Krisen, nach Retraumatisierung, mit Depression, mit Angstzuständen etc., und Sie werden professionell begleitet. Der Vorteil gegenüber der allgemeinen Psychiatrie besteht darin, dass Sie mit schweren Krankheitsbildern wie Schizophrenie und Psychosen meist nicht konfrontiert werden. Denn das kann sehr beängstigen, gerade wenn man selbst gerade wackelig ist. Trotzdem ist es immer besser, sich Hilfe zu holen – auch wenn diese vielleicht nicht die erste Wahl ist –, als zu Hause allein zusammenzubrechen.

Nochmals zum Vergleich: In den psychosomatischen und psychotherapeutischen Kliniken wird psychotherapeutisch gearbeitet (aber nicht unbedingt traumatherapeutisch). Die Aufenthaltsdauer beträgt meist vier bis acht Wochen. In den Krisenstationen wird meist für die Dauer von maximal zwei Wochen die akute Krise begleitet. Allgemeine Psychiatrien sind nicht auf psychotherapeutische Arbeit ausgelegt, sondern dienen quasi als Schutzraum. In den Psychiatrien gibt es auch Gruppenangebote wie Ergotherapie und Kunsttherapie, meist jedoch deutlich weniger als in den psychosomatischen Kliniken. Die mögliche Aufenthaltsdauer ist hier unterschiedlich.

Manchmal kann es auch nötig sein, mehrere Klinikaufenthalte zu kombinieren. Das ist sicher nicht das, was Sie sich wünschen. Aber wir erinnern uns: Es geht jetzt um Ihr Überleben!

Herr Z. erleidet eine Retraumatisierung. Er versucht händeringend, einen Traumatherapeuten zu finden, aber vergebens. Dann klappt es doch, er schafft es auf die Warteliste. Allerdings wäre ein möglicher Traumatherapiebeginn frühestens in einem halben Jahr möglich. So lange kann er unmöglich warten. Zu Hause wird es für ihn immer unerträglicher, also recherchiert er nach Kliniken. Er findet eine psychosomatische Klinik (mit traumatherapeutischem Angebot), die ihm gefällt und zumindest stabilisierend arbeitet. Diese Klinik hat in vier Monaten einen Platz für ihn. Herr Z. kann nicht so lange warten, er kann nicht mehr schlafen, seine Angstzustände überwältigen ihn. Also entschließt er sich, auf die Krisenstation zu gehen. Dort findet er erstmals ein wenig Ruhe und kann zwei Wochen bleiben. Gemeinsam mit den Profis dort wird überlegt, wo Herr Z. hingehen kann, bis sein Klinikplatz frei ist. Es werden verschiedene Psychiatrien angeschaut und angerufen, ob er dort unterkommen kann. In einer der Psychiatrien verbleibt er so lange, bis er in die psychosomatische Klinik mit traumatherapeutischem Angebot wechseln kann.

Wahrscheinlich finden Sie den dargestellten Verlauf krass. Ja, das ist er. Aber ich versuche, Sie dafür zu öffnen, dass das, was normalerweise krass und nicht vorstellbar ist, nach einer Retraumatisierung normal ist und zum Heilungsverlauf dazugehören kann. Ziel wäre natürlich, dass Herr Z. nach dem Aufenthalt in der psychosomatischen Klinik wieder allein zu Hause, in einer WG oder in einem betreuten Wohnen leben kann.

Reminder: Es ist jetzt krass, es ist jetzt unvorstellbar – und es wird sich wieder ändern! In ein paar Jahren werden Sie auf die Situation zurückblicken und sagen: Ja, es war schlimm, es war die schlimmste Zeit meines Lebens, aber es ist vorbei. Jetzt geht es mir wieder gut!

Hier als Entscheidungshilfe nochmals eine zusammenfassende Übersicht zur ambulanten und stationären Versorgung:

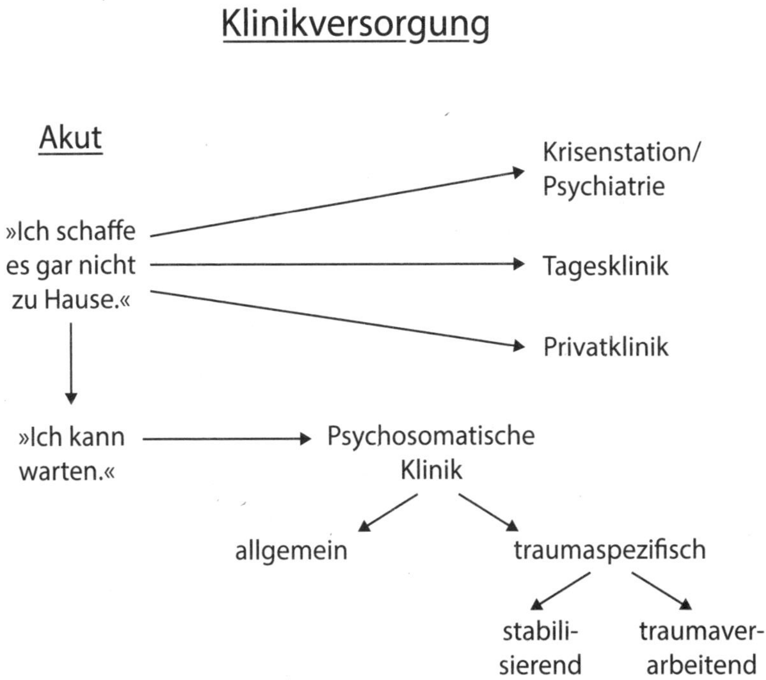

Der richtige Traumatherapeut: Warum Bindung und Ausbildung hier gleichermaßen wichtig sind

Nun wissen Sie schon, dass Traumatherapie kein geschützter Begriff ist und dass es vermutlich ganz viele verschiedene Traumatherapien gibt. Um Ihnen hier Orientierung zu geben, stelle ich nachfolgend die wichtigsten Traumatherapieverfahren vor. Hinzu kommt noch die Frage: Gehe ich zu einem Psychologischen Psychotherapeuten mit Kassensitz, ohne Kassensitz, zu einem Psychologen oder zu einem Heilpraktiker (Psychotherapie)? Und was heißt das überhaupt?

Hier die Begriffserklärungen:

- Ein *Psychologischer Psychotherapeut* ist ein Psychologe, der sein Studium mit einem Master oder Diplom abgeschlossen hat und danach eine Ausbildung zum Psychologischen Psychotherapeuten nach dem Psychotherapeutengesetz abgeschlossen und die Berechtigung zur eigenständigen Ausübung von Psychotherapie erworben hat (Approbation). Er ist dann in einem der folgenden drei Richtlinienverfahren ausgebildet: Verhaltenstherapie, tiefenpsychologisch fundierte Therapie, analytische Psychotherapie (Psychoanalyse). Es gibt Psychologische Psychotherapeuten mit Kassensitz – hier zahlt die gesetzliche Krankenkasse eines der genannten Richtlinienverfahren – und Psychologische Psychotherapeuten ohne Kassensitz, die ausschließlich privat arbeiten. Im Rahmen eines Richtlinienverfahrens übernimmt die gesetzliche Krankenkasse auch die Kosten für die Traumatherapieform EMDR.
- Ein *Ärztlicher Psychotherapeut* ist ein Facharzt, dessen Ausbildung auch die Psychotherapie umfasst hat (z. B. Facharzt für Psychiatrie und Psychotherapie oder Facharzt für Psychosomatische Medizin und Psychotherapie) oder der eine Zusatzweiterbildung in Psychotherapie gemacht hat (z. B. Facharzt für Innere Medizin oder Facharzt für Frauenheilkunde und Geburtshilfe).
- Ein *Psychologe* hat einen Master oder ein Diplom in Psychologie abgeschlossen. Er verfügt damit allein über keinerlei Berechtigung, psychotherapeutisch arbeiten zu dürfen, und hat auch das entsprechende Wissen nicht. Ein Psychologe müsste sich nach seinem Studium also dazu entschließen, eine Approbationsausbildung (siehe oben) oder eine Heilkundeerlaubnis nach dem Heilpraktikergesetz (HeilprG) zu machen.
- Bei den *Heilpraktikern* wird zwischen dem »großen Heilpraktiker« und dem »kleinen Heilpraktiker« (Heilpraktiker eingeschränkt auf das Gebiet der Psychotherapie) unterschieden. Beide dürfen psychotherapeutisch arbeiten, haben aber nicht zwingend eine psychotherapeutische Ausbildung!

Warum erläutere ich das so genau, und was fällt hier auf? Auffällig ist, dass in keinem der genannten Berufe die Traumatherapieausbildung dazugehört, sprich: Weder in der Ausbildung zum Psychologischen Psychotherapeuten noch zum Heilpraktiker oder zum Psychologen gehört die Traumatherapie zum Standard. Das Thema Trauma rückt jedoch mehr und mehr in den Fokus. Wollen Profis aber damit arbeiten, dann müssen sie sich darin extra ausbilden lassen. Im Umkehrschluss bedeutet das auch, dass viele Profis keine oder nur wenig Ahnung von Trauma haben. Für Sie als Klient heißt das vor allem, dass Sie aufpassen müssen, welche Ausbildung die einzelnen Anbieter tatsächlich haben. Eruieren Sie das auf den Homepages oder fragen Sie gezielt nach, das ist Ihr gutes Recht!

Generell gilt: Je mehr Traumatherapieverfahren jemand erlernt hat, desto besser. Denn ich kann traumatherapeutisch nur dann erfolgreich arbeiten, wenn ich als Traumatherapeut einen Werkzeugkoffer mit den unterschiedlichsten Techniken besitze! Ein guter Traumatherapeut sollte mindestens in Somatic Experiencing®, EMDR oder Brainspotting ausgebildet sein, besser noch in mehreren Verfahren. Bei Somatic Experiencing® haben Sie zum Beispiel die Garantie einer dreijährigen Ausbildung, die verpflichtend Einzelstunden und Supervision für den Lernenden beinhaltet, sonst gibt es keinen Abschluss. Bei EMDR ist das schon anders – der Grundkurs bei den Heilpraktikern umfasst hier nur zwei Wochenenden. Wer das macht und sonst nichts kann, hat zu wenig Erfahrung.

Dazu sollten Sie schauen, dass der ausgewählte Traumatherapeut auch eine psychotherapeutische Ausbildung hat, das kann in den genannten Richtlinienverfahren sein, das kann in Tanztherapie, Körpertherapie, Kunsttherapie (auch hier sollten Sie auf eine mindestens dreijährige Ausbildungen achten) oder etwas Ähnlichem sein. Warum? Aus meiner Erfahrung kann jemand traumatherapeutisch, zum Beispiel in Somatic Experiencing®, sehr gut ausgebildet sein, fehlt ihm jedoch eine grundsätzliche psychotherapeutische Ausbildung, dann fehlt ihm oft auch das Verständnis von solch grundlegenden Dingen wie dem Wert der Bindung zwischen Psychotherapeut und Klient und das Wissen darum, wie eine solche gesunde Bindung aussehen könnte und wie heilsam diese sein und eingesetzt werden kann, oder auch das Wissen zum Umgang mit Übertragungen. Bei einem Psychologischen Psychotherapeuten mit Approbation können Sie selbstverständlich davon ausgehen, dass dieses Wissen vorhanden ist.

Frau Müller ist vom Grundberuf Physiotherapeutin. Sie macht ihren Heilpraktiker, beschränkt auf das Gebiet der Psychotherapie. Leider lernt sie dort nur Psychiatriestoff und psychiatrische Krankheitsbilder. Sie möchte aber doch so gerne psychotherapeutisch arbeiten. Sie beschließt, eine dreijährige Ausbildung in Körperpsychotherapie zu machen. Weil ihr das so viel Freude macht und das Thema Trauma sie brennend interessiert, lässt sie sich drei weitere Jahre in Somatic Experiencing® ausbilden.

Frau Müller käme mit ihren Abschlüssen also durchaus als qualifizierte Traumatherapeutin infrage. Ein weiteres Beispiel:

Herr Schmidt hat einen Master in Psychologie. Er darf sich also Psychologe nennen. Er weiß noch nicht so recht, was er damit machen will, und beschließt, erst einmal den Heilpraktiker beschränkt auf das Gebiet der Psychotherapie zu machen, so darf er zumindest offiziell psychotherapeutisch arbeiten. Danach, weil das gerade angeboten wird, schließt er eine NLP-Ausbildung (Neurolinguistisches Programmieren) an und lässt sich in EMDR ausbilden, weil ihm das vielversprechend erscheint. Damit wirbt er um Traumapatienten.

Bei Herrn Schmidt wäre ich vorsichtig. Hier ist keine fundierte Traumatherapie zu erwarten, da er ausschließlich an zwei Wochenenden in EMDR ausgebildet ist. NLP wiederum bietet wunderbare Möglichkeiten für wirklich gutes Coaching, ist aber zur Bearbeitung von Traumata nicht geeignet.

Ich hoffe, Sie haben durch die Beispiele und die Erläuterung der Begrifflichkeiten einen kleinen Eindruck bekommen, worauf es im Traumatherapie-Dschungel ankommt!

In jedem Fall sollten Sie neben allen Qualifikationsnachweisen auf Ihr Bauchgefühl hören. Wo fühlen Sie sich wohl, wie ist das Ambiente, mögen Sie die Räume, fühlen Sie sich warm, aufgehoben und angenommen? Ist Ihr neuer Therapeut verlässlich, erreichbar und sorgsam mit Ihnen, hält er Sie aus? Fühlen Sie sich sicher? Um all das herauszufinden, gibt es die ersten vier probatorischen (»zum Ausprobieren«) Sitzungen, in denen Sie beide, Klient und Therapeut, herausfinden sollen, ob es zwischen Ihnen passt. Gerade wenn sexueller Missbrauch als Traumathema eine Rolle spielt, sollten Sie vorab überlegen, ob Sie bei einem Mann oder einer Frau Therapie machen wollen. Und das kann sich mit den Jahren auch verändern. So kann es sein, dass eine sexuell missbrauchte Frau erst gar nicht mit einem männlichen Therapeuten arbeiten kann, weil sie das zu sehr triggern würde. Jahre später kann es dann genau richtig sein, einen Mann als Therapeuten zu haben, gerade wenn es ein wirklich »guter«, positiv besetzter Mann/Vaterfigur ist. Zu erleben, dass es auch »gute« Männer gibt, die wohlwollend und liebevoll sind und einen bestätigen und die eigene Grenze halten, kann sehr heilsam sein. Dasselbe gilt natürlich umgekehrt für sexuell missbrauchte Männer, denn die gibt es ebenfalls.

Erinnern Sie sich bitte: Die meisten retraumatisierten Menschen haben auch eine frühe Traumatisierung, ein Bindungstrauma. Und neben aller Technik und allen Methoden heilt auch die Bindung zum Therapeuten! Deshalb sollten Sie so großen Wert auf die Bindung legen und deshalb sollte diese stimmen.

Und nun warten Sie sicher schon darauf, mehr zu den wichtigsten Traumatherapieverfahren zu erfahren, die es auf dem Markt gibt!

Somatic Experiencing (SE)®: körperorientierte Traumaverarbeitung als Königsweg

Somatic Experiencing® ist ein körperorientiertes Traumatherapieverfahren. Es wurde von dem amerikanischen Biophysiker und Psychologen Dr. Peter Levine begründet. Die zentrale Annahme von Somatic Experiencing® benennt er wie folgt:

»Ein Trauma ist im Nervensystem gebunden. Durch einschneidende Ereignisse hat es seine volle Flexibilität verloren. Wir müssen ihm deshalb helfen, wieder zu seiner ganzen Spannbreite und Kraft zurückzufinden.«

Aufgrund dieser Annahme arbeitet SE mit dem autonomen Nervensystem, um Traumata zu lösen – und zwar vor allem mit der körperlichen Reaktion auf traumatische Ereignisse. Dazu lässt der SE-Therapeut den Klienten seine Körperempfindungen und -impulse, aber auch seine Emotionen, Bilder, Gedanken und Überzeugungen auf- und nachspüren. Außerdem wird viel mit Zentrierung und Erdung gearbeitet.

Zentral im SE ist die Entwicklung der Ressourcen des Klienten, die während der ursächlichen traumatischen Situation fehlten und zu wenig waren. Ist der Klient auf diese Weise stabilisiert, erfolgt die Annäherung an das Trauma. Im Pendeln zwischen den Traumaspuren im Körper und den Ressourcen wird die gebundene Lebensenergie gelöst. So greife ich als Therapeutin kleinschrittig, titrierend, die Körperimpulse des Klienten auf, die während der Traumatisierung nicht zum Abschluss gebracht werden konnten, und lasse diese jetzt vom Klienten vollenden. Ich sorge als Therapeutin dafür, dass die im Nervensystem durch die Traumatisierung eingefrorene Energie beim Klienten in kleinen Dosen »auftaut« und sich schrittweise sanft entlädt. Gerade durch diese sanfte, schrittweise und kontrollierte Entladung wird eine Retraumatisierung vermieden. Der Klient erlebt immer mehr, wie er sich und seinem Körper wieder vertrauen kann, es entstehen Sicherheit und ein »Ich kann«. Mit Somatic Experiencing® wird das Trauma also körperlich, geistig und emotional neu verhandelt. Das wirkt sich auch positiv auf Gedanken, Gefühle und Überzeugungen aus. So findet das Nervensystem zu seiner Selbstregulationsfähigkeit zurück, die traumabedingten Symptome können sich lösen[10].

Ich kann mit SE sowohl direkt am traumatischen, erinnerten Ereignis arbeiten als auch, ohne explizit an die Traumainhalte zu gehen. Das kann sinnvoll sein, wenn das Ereignis zu belastend ist. Und das ist sehr oft nötig, wenn keine konkreten Erinnerungen da sind, sondern nur Symptome, wie das bei den sehr frühen Traumatisierungen häufig der Fall ist. Beides ist möglich und beides löst das Trauma. Arbeite ich ein sehr belastendes Ereignis durch wie beispielsweise einen erinnerten sexuellen Übergriff, dann kann ich auch hier kleinschrittig und titrierend vorgehen. Ich kann dann das traumatische Ereignis in Teilabschnitte gliedern, und ich fange eben nicht bei »rot« an (dem direkten sexuellen Übergriff), sondern bei »weiß«, bei dem, was kurz vorher war, zu einem Zeitpunkt, zu dem noch alles in Ordnung war. Schon das reicht aus, dass der Körper in eine erste Aktivierung geht, sich quasi erinnert, aber in einem Maße, das für den Klienten gut zu verarbeiten ist und mit dem er nicht überflutet wird. Ist dieser erste, »weiße« Teilabschnitt durchgearbeitet, gehe ich zu »rosa«, dem zweiten Teilabschnitt (zum Beispiel: »Ich habe Schritte hinter mir gehört und mir war unwohl«). So fahre ich fort, bis ich auch »rot« durchgearbeitet habe. Der Klient hat damit während der Traumaverarbeitung jederzeit das Gefühl, die Dinge im Griff zu behalten und nicht überwältigt zu werden. Auf diese Weise kann Traumaauflösung auch leicht gehen. Voraussetzung dafür sind natürlich ausreichende Ressourcen und eine Grundregulation des Nervensystems.

Mit Somatic Experiencing® kann ich sowohl an Monotraumata wie auch an komplexen Traumatisierungen arbeiten. Gerade für komplexe und frühe Traumatisierungen ist SE hervorragend geeignet. Und da SE so kleinschrittig und sanft arbeitet, ist es für die Behandlung retraumatisierter Menschen ebenfalls absolut zu empfehlen!

Ihr Trauma ist dann integriert und verarbeitet, wenn Sie darüber sprechen können, ohne dass das in Ihrem Nervensystem Stress auslöst.

Weitere Methoden: EMDR, Brainspotting, TRIMB, IRRT, Ego-State-Therapie, DBT, PITT und TSY

Eye Movement Desensitization and Reprocessing (EMDR)

EMDR – Eye Movement Desensitization and Reprocessing, auf Deutsch: Desensibilisierung und Verarbeitung durch Augenbewegungen – wurde ursprünglich von Dr. Francine Shapiro, einer US-amerikanischen Psychologin und Verhaltenstherapeutin, entwickelt. Im Jahr 2013 wurde EMDR von der WHO offiziell als wirksames Traumatherapieverfahren zur Behandlung Posttraumatischer Belastungsstörungen anerkannt. Seine Wirksamkeit ist wissenschaftlich mehrfach bewiesen.

EMDR arbeitet mittels der bilateralen Stimulation beider Gehirnhälften durch bestimmte Augenbewegungen oder taktile oder akustische Reize. Durch die bilaterale Stimulation kommt es zu einer Neuverarbeitung von belastendem traumatischem Material und zu einer Reintegration. Ziel ist es, das belastende traumatische Geschehen so zu verarbeiten, dass es im Gehirn dauerhaft abgelegt werden kann. So können traumabedingte Symptome wie Flashbacks, Ängste, Übererregtheit, Schlafstörungen, missliche Körperempfindungen etc. verschwinden.

EMDR wurde ehemals für Monotraumata (ein einzelnes Trauma) wie einen Unfall, eine Vergewaltigung, die Nachricht vom Tod eines Angehörigen oder die Diagnostizierung einer schweren Krankheit etc. entwickelt. Darüber hinaus eignet es sich besonders gut bei Tinnitus und Phobien wie beispielsweise Zahnarztangst.

Viele wenden EMDR auch zur Behandlung komplexer Traumatisierungen an. Ich habe mich darüber im Rahmen von Fortbildungen mit einigen versierten Psychologischen Psychotherapeuten, die mit EMDR behandeln, unterhalten, der Tenor war eindeutig: Bei frühen Traumatisierungen und bei traumatisierten Klienten, die zu starken Dissoziationen neigen, kann EMDR gefährlich sein und, wie bereits beschrieben, zu einer Retraumatisierung führen. Wird mit EMDR gearbeitet, dann kann es innerhalb der Bearbeitung zu starken Spitzen von Gefühlen und/oder Körperempfindungen kommen, bevor diese durch die Verarbeitung wieder abflachen und es im besten Fall zu einer Integration kommt. Diese Spitzen muss der Klient halten können. Das können komplex traumatisierte Menschen, die frisch traumatherapeutisch arbeiten, eben gerade nicht. Darüber hinaus besteht die Gefahr, dass durch die bilaterale Augenbewegung mehr Traumamaterial hochgeholt wird, als verarbeitet werden kann. Bei komplexen Traumatisierungen ist EMDR also nur dann zu empfehlen, wenn der Klient stabil ist. Dann ist es eine wunderbare Methode. Aus den genannten Gründen ist EMDR zur Behandlung retraumatisierter Menschen keinesfalls zu empfehlen. Da EMDR aber sonst eine sehr wirksame Methode zur Traumaverarbeitung ist und zudem die einzige, die die gesetzlichen Krankenkassen im Rahmen eines Richtlinienverfahrens finanzieren, soll sie hier erwähnt werden.

Brainspotting

Brainspotting wurde von dem amerikanischen Psychoanalytiker David Grand aus dem EMDR heraus entwickelt und ist als neuer psychotherapeutischer Ansatz zur direkten und effizienten Verarbeitung von emotional belastenden Ereignissen zu verstehen. Darüber hinaus wird es nicht nur als Werkzeug für die traumatherapeutische Arbeit genutzt, sondern auch zur Leistungssteigerung, zum Beispiel bei Sportlern, bei Prüfungs- und Versagensängsten und im Schauspielcoaching.

Brainspotting arbeitet über die Augenpositionen und basiert auf der Erkenntnis, dass unsere Blickrichtung bestimmt, wie stark wir uns mit einem emotionalen Thema verbinden. »Brain« heißt in diesem Sinne Gehirn und »Spot« bedeutet Punkt. Während einer Brainspotting-Sitzung werden unverarbeitete, tief im impliziten Gedächtnis verborgene Erfahrungen über die Augenposition aktiviert und verarbeitet. Der Punkt, auf den der Klient bei der Verarbeitung schaut, bewirkt eine entsprechende Aktivierung der Hirnregionen, in denen das zu verarbeitende Erlebnis gespeichert ist. Laut Alexander Reich, Psychologe und Leiter der Akademie für integrative Traumatherapie, bietet Brainspotting erfahrungsgemäß oft eine tiefere und zugleich kontrollierbarere Verarbeitung als EMDR. Die Gefahr einer »Überflutung« des Klienten ist als relativ gering einzustufen.[11] Es kommt zu einer inneren Distanzierung zum Traumageschehen, und darüber hinaus kann neben dem Traumaspot ein starker Ressourcenspot installiert werden, der die eigenen Ressourcen spürbar erleben lässt. Durch das Pendeln zwischen Ressourcenspot und Traumaspot ist eine sehr schonende Verarbeitung belastender Erfahrungen möglich. Alexander Reich kann sich demnach sehr wohl vorstellen, dass Brainspotting eine geeignete Methode für retraumatisierte Menschen sein kann.

Behutsame Trauma-Integration (TRIMB)

Die Behutsame Trauma-Integration (TRIMB; Trauma Recapitulation with Imagination, Motion and Breath) wurde von Ingrid Olbricht, der ehemaligen Chefärztin der Wicker-Klinik in Bad Wildungen, begründet und von der Ärztlichen Psychotherapeutin Ellen Spangenberg weiterentwickelt, von der die Methode auch heute unterrichtet wird. TRIMB wurde für komplex traumatisierte Klienten entwickelt, die für die klassische Traumakonfrontation wie mit EMDR nicht stabil genug sind, mit Stabilisierung allein in ihrem Heilungsprozess aber nicht mehr weiterkommen.

Dabei führt TRIMB eben nicht in das Traumaerleben hinein, sondern es wird quasi eine Zehenspitze ganz vorsichtig in das Traumamaterial getaucht. Dieses wird dann kreativ und lösungsorientiert »entgiftet«. Das Erleben der eigenen Selbstwirksamkeit steht dabei im Vordergrund.[12] TRIMB arbeitet dabei mit Atmung, Imagination und einer lateralisierenden Kopfbewegung.

Ellen Stangenberg sagt dazu auf ihrer Homepage:

»Es geht darum, intensive Bindungen und Gefühle zu bearbeiten und zu transformieren bzw. ungute Verstrickungen in Beziehungen zu lösen. Die Bindungen und Gefühle werden dafür zunächst visualisiert und dann imaginativ und mit Hilfe einer speziellen Atem-Technik sowie mit lateralisierenden Kopfbewegungen durchtrennt. Angemessene

– und daher benötigte – oder sinnvolle Gefühle werden hingegen nicht aufgelöst. Es wird hierdurch möglich, sich von belastenden Erfahrungen aus der Biographie frei zu machen und wieder mehr Entwicklungspotenzial zur Gestaltung des Hier und Jetzt zur Verfügung zu haben. Traumatische Erfahrungen, aber auch Trigger können mit dieser schonenden Methode des Prozessierens bearbeitet und hierdurch entschärft werden, sodass eine klassische Trauma-Exposition oft nicht mehr erforderlich ist. Sowohl in ambulanten Langzeit- als auch in stationären Kurzzeittherapien können erstaunliche Erfolge mit der Methode erzielt werden. Von Vorteil ist auch, dass KlientInnen nach einer Einführungs- und Übungsphase die Technik selbstständig einsetzen können, was die Selbststeuerung und Selbstwirksamkeit deutlich erhöht und die Abhängigkeit gegenüber der TherapeutIn vermindert. Zudem werden sowohl KlientIn als auch Therapeutin weniger stark durch Traumamaterial belastet.«[13]

TRIMB ist damit durchaus eine Möglichkeit, die retraumatisierte Menschen bei einem erfahrenen Traumatherapeuten ausprobieren können.

Imagery Rescripting & Reprocessing Therapy (IRRT)

Die Imagery Rescripting & Reprocessing Therapy (IRRT; sinngemäß: Bilderüberschreibung und -verarbeitung)[14] wurde in den 1990er-Jahren von dem amerikanischen Psychologen Dr. Mervyn Schmucker entwickelt. Die Methode gilt als ebenso erfolgreich wie EMDR, scheint aber gerade bei komplex traumatisierten Klienten deutlich sicherer zu sein. Sie wurde explizit zur Behandlung der Posttraumatischen Belastungsstörung (PTBS) und weiterer Traumafolgestörungen entwickelt.

Die Methode kombiniert visuelle und verbale Interventionen, um Zugang zu belastenden traumabezogenen Bildern zu gewinnen. Der Klient konfrontiert sich mit diesen, transformiert sie und kann sie so emotional bewältigen.

Eine IRRT-Sitzung verläuft im Normalfall in drei Phasen:

- Phase 1: Der Klient stellt sich belastende Traumabilder vor und erlebt diese noch einmal, mit allen dazugehörigen Emotionen.
- Phase 2: Der Klient konfrontiert sich mit dem Täter und entmachtet diesen durch sein aktuelles Ich.
- Phase 3: Der Klient entwickelt Bilder der Beruhigung, Tröstung und Versöhnung zwischen dem »aktuellen Ich« und dem »traumatisierten Ich« bzw. dem »Kind-Ich«.

Kennzeichnend dabei ist die offene und fragende Haltung des Therapeuten, der nur den formalen Rahmen der Imagination vorgibt und sonst den Klienten den Prozess gestalten lässt. Dabei arbeitet er mit den unterschiedlichsten Persönlichkeitsanteilen des Klienten auf dessen »innerer Bühne«. Am wichtigsten sind dabei das »traumatisierte Ich«/»Kind-Ich« und das »aktuelle Ich« sowie der Täter bzw. das Täterbild. Dabei scheint ein beim Klienten bereits angelegter Selbstheilungsprozess ablaufen zu können, der vom Therapeuten lediglich ermöglicht, deblockiert und begleitet wird. Damit führt IRRT oft zu einer schnellen Reduktion von PTBS-Symptomen.

Aus den genannten Gründen halte ich IRRT durchaus auch für retraumatisierte Menschen geeignet.

Ego-State-Therapie

Die Ego-State-Therapie wurde als psychotherapeutische Behandlungsmethode in den 1980er-Jahren von den amerikanischen Psychologen John und Helen Watkins begründet. Seitdem wird sie kontinuierlich weiterentwickelt. So wird die moderne Ego-State-Therapie, die zur Behandlung von Traumata und dissoziativen Störungen eingesetzt wird, heute durch andere Methoden und Theorien angereichert wie beispielsweise durch die Theorie zur strukturellen Dissoziation von Nijenhuis.

Die Ego-State-Therapie geht davon aus, dass die Psyche ein flexibles Zusammenspiel verschiedener Persönlichkeitsanteile und eines Persönlichkeitskerns ist. So gibt es vielleicht den Ichanteil »die liebe Freundin«, »die genervte Mutter«, »die kompetente Fachfrau« etc. Im besten Fall arbeiten diese gesunden »Ichanteile« als Team zusammen. Dieses multizentrische Selbst kann durch Traumata fragmentiert werden. Es gibt dann vielleicht ein Alltagsich, man nennt dieses auch »anscheinend normale Persönlichkeit« (ANP), und dann gibt es mehrere sogenannte »emotionale Persönlichkeitsanteile« (EPs). Wie der Name schon sagt, wirkt der ANP, die »anscheinend normale Persönlichkeit«, erst einmal für einen selbst und Außenstehende völlig normal. Es ist der Anteil, der gut funktioniert, zum Beispiel im Job, allerdings nur innerhalb eines engen, begrenzten Radius. Wird dieser Radius gesprengt, zum Beispiel durch eine Dienstreise, dann kann es sein, dass der ANP nicht mehr funktioniert.

EPs sind traumanahe, fragmentierte Persönlichkeitsanteile. So gibt es als EP1 vielleicht das Baby, welches aufgegeben hat, weil es völlig allein gelassen wurde, weil sein Weinen und Schreien von den Eltern nicht beantwortet wurde. Das Baby konnte als Überlebensstrategie nur völlig dissoziieren und wirkt nicht mehr ansprechbar. Als EP2 taucht vielleicht das dreijährige, sexuell missbrauchte Kind auf. Als EP3 kommt vielleicht die 15-jährige Jugendliche zum Vorschein, die völlig desorientiert und voller Wut ist. Als EP4 taucht vielleicht ein Täterintrojekt auf, das heißt, ein Anteil, der die Energie des Täters, welcher das Trauma verursacht hat, aufgenommen hat. Diese Täterenergie richtet sich immer selbstzerstörerisch gegen den Betroffenen selbst oder unangemessen nach außen, indem zum Beispiel nahe Beziehungen zerstört werden. Zu beachten ist, dass der Betroffene jederzeit, sobald es einen Trigger (Auslösereiz) gibt, wieder in einen der EPs rutschen kann. Das passiert bei manchen Klienten ständig, insbesondere natürlich in Beziehungen. Die Handlungen des Betroffenen entsprechen dann nicht mehr denen eines Erwachsenen, sondern denen eines traumanahen EPs, mit allen dazugehörigen Körperempfindungen, Gefühlen, Dissoziation, Ausrastern etc. So benimmt sich der Betroffene dann vielleicht wie der genannte EP3 und reagiert auf Nichtigkeiten mit rasender Wut, die er nicht steuern kann. Nach einem solchen »Ausraster« versteht der Betroffene sich und die Welt nicht mehr, ist häufig voller Scham und Selbstbeschuldigung: »Warum habe ich mich nicht besser in Griff?«

Die Ego-State-Therapie versucht, die einzelnen Anteile durch Aufbau einer wertschätzenden Beziehung zu ihnen, durch ihre Vernetzung und Kommunikation miteinander in einem inneren Team zu integrieren. Darüber hinaus geht es darum, die einzelnen Anteile anzuhören, nachzuheilen und zu versorgen und dann zu integrieren. So muss vielleicht der genannte EP1, das Baby, vom erwachsenen Klienten gerettet und zu sich geholt werden und eine Zeit lang täglich geknuddelt und behütet werden. So kann sich der Babyanteil integrieren, und der Klient muss in bestimmten Situationen nicht mehr wie das Baby reagieren, sondern reagiert dann wie der Erwachsene. Dadurch kommt es zu einer Stabilisierung traumatisierter Klienten. Die Traumabearbeitung ist ebenfalls in der Beziehung zu und zwischen den Ego-States sinnvoll möglich.

Ziel der Ego-State-Therapie ist es also, den Klienten zu mehr Ganzheit und zu einer Verankerung in der Gegenwart zu führen. Bei komplex traumatisierten und retraumatisierten Klienten ist die Ego-State-Therapie damit ein ganz wesentliches, unabdingbares Werkzeug. So betrachte ich persönlich die Verbindung von Somatic Experiencing® und Ego-State-Therapie als wesentliches Werkzeug für retraumatisierte Menschen.

Dialektisch-Behavoriale Therapie (DBT)

Die Dialektisch-Behaviorale Therapie (DBT) wurde von Marsha Linehan in den 1980er-Jahren entwickelt, insbesondere für die Behandlung von Borderline-Störungen. DBT kombiniert dabei verschiedenste therapeutische Methoden miteinander, so aus der Verhaltenstherapie, der Gestalttherapie, der Hypnotherapie und der Zen-Meditation. Mittlerweile wird DBT auch zur Behandlung der Komplexen Posttraumatischen Belastungsstörung eingesetzt, sowohl ambulant in Praxen als auch in Kliniken.

DBT arbeitet mit der Kombination von Einzel- und Gruppentherapie. Ziel ist es, den Betroffenen Fertigkeiten, sogenannte »Skills«, mitzugeben, mit denen sie konkret einen Umgang mit den mannigfaltigen Problemen finden, die durch die Störung ihrer Gefühlsregulation auftreten. Dabei soll vor allem ihre emotionale Belastbarkeit erhöht werden. Diese »Skills« sollen also dazu dienen, die eigenen Gefühle (zum Beispiel Wut, Angst, Hass etc.) und Spannungszustände besser zu verstehen und zu regulieren und letztlich selbstschädigende Verhaltensmuster aufzugeben. Das Skillstraining untergliedert sich in fünf Module:[15]

1. *Achtsamkeit:* Hier geht es um die Schulung der eigenen Wahrnehmung und um das bewertungsfreie Beobachten innerer und äußerer Vorgänge. Ziel ist das Relativieren von Emotionen und Gedanken und so das Erlernen von Kontrolle über sich selbst.
2. *Stresstoleranz:* Die hier erlernten Fertigkeiten dienen dazu, Krisen und Hochstressphasen anzunehmen und zu bewältigen.
3. *Umgang mit Gefühlen:* Das ist das zentrale Modul der DBT. Die Klienten lernen theoretische und praktische Aspekte der Emotionsregulation.
4. *Zwischenmenschliche Fertigkeiten:* Hier geht es um das Verbessern sozialer Kompetenzen und um die Neubewertung und bessere Planbarkeit sozialer Situationen.
5. *Selbstwert:* In diesem Modul geht es darum, dass die Teilnehmer eigene dysfunktionale Einstellungen sich selbst gegenüber wahrnehmen, diese relativieren, durch sinnvollere Einstellungen ergänzen und auf der Verhaltensebene ausprobieren.

Wesentlich ist hierbei die wertschätzende und achtsame Haltung der DBT-Therapeuten. Diese Haltung ignoriert therapiegefährdendes Verhalten nicht, sondern greift es urteilsfrei auf und bearbeitet es. Die Verhaltensanalyse (VA) ist dabei das wichtigste Werkzeug. Bezüglich der dysfunktionalen Muster wird jeweils ein Wochenprotokoll erstellt und eine Verhaltenskette dieses Musters herausgearbeitet. Durch diese Verhaltensanalyse sollen die Betroffenen den Ablauf ihres Spannungsaufbaus erkennen und das in den Skillstrainings Gelernte in Handlungspläne einbauen. Dabei werden sowohl die auslösenden Faktoren als auch ihre Konsequenzen betrachtet. Durch das Skillstraining erfährt der Klient Selbstwirksamkeit.

Zur Behandlung der Komplexen Posttraumatischen Belastungsstörung wurde die DBT methodisch erweitert. Ziel dieser sogenannten DBT-PTBS ist die rasche Akzeptanz des traumatischen Ereignisses mit allen seinen Folgen und die Exposition dieses Ereignisses mit allen damit verbundenen Emotionen in einem sicheren therapeutischen Kontext. Die DBT-PTBS stellt dabei Methoden zur Verfügung, die es dem Betroffenen ermöglichen, die Traumaexposition auch unter starkem Stress durchführen zu können, ohne dass er dissoziieren muss. Ziel dieser Exposition ist die Veränderung des Traumagedächtnisses. Darüber hinaus wird ein individueller Notfallkoffer mit Skills erstellt, die gezielt abgearbeitet werden können: bei steigenden Spannungszuständen, in Krisensituationen, bei Triggern und starker Dissoziation. Das kann ganz praktisch sein, zum Beispiel packen viele Betroffene Chilischoten in ihren Notfallkoffer, um durch den scharfen Reiz wieder aus der Dissoziation herauszukommen.

Am Zentralinstitut für Seelische Gesundheit Mannheim wurde ein dreimonatiges Behandlungskonzept der DBT-PTBS entwickelt und im Rahmen einer Studie evaluiert. Im Zentrum stehen die skillsunterstützte Exposition gegenüber traumaassoziierten Emotionen sowie akzeptanzbasierten Interventionen. Die Ergebnisse zeigen sehr gute Wirksamkeit und hohe Effektstärken. Damit liegt nun erstmals ein empirisch abgesichertes störungsspezifisches Therapiekonzept zur Behandlung der komplexen PTBS nach sexuellem Missbrauch in der Kindheit vor.[16]

DBT als solche würde ich nicht zwingend für retraumatisierte Menschen empfehlen, auch wenn ich das Skillstraining und den Notfallkoffer als sehr wertvoll empfinde. Die »Traumaexposition unter hohem Stress« widerstrebt mir einfach und ist bei retraumatisierten Menschen sowieso nicht möglich. Als SE-Practitioner habe ich, wie beschrieben, andere Grundsätze: sanft und kleinschrittig und auf einem niedrigen Stresslevel am Trauma direkt arbeiten. Und das erst, wenn ausreichend Stabilisierung vorhanden ist.

Psychodynamisch Imaginative Traumatherapie (PITT)

Die Psychodynamisch Imaginative Traumatherapie (PITT) wurde von Prof. Dr. Luise Reddemann, dem Urgestein der deutschen Traumatherapie, begründet. Urgestein deshalb, weil Frau Reddemann eine der ersten deutschen Psychotherapeutinnen war, die über das Thema Trauma schrieb und ihre ganz eigene Methode zur Behandlung von Menschen mit schweren Traumatisierungen und deren Folgen entwickelte. Zwischen 1985 und 2003 entwickelte sie als Leiterin der Klinik für Psychotherapeutische und Psychosomatische Medizin des Evangelischen Johannes-Krankenhauses in Bielefeld zusammen mit ihrem Team PITT.

Zentral für PITT sind die Ressourcenorientierung und die Konzentration auf die Selbstheilungskräfte des Klienten. PITT integriert dabei sowohl Aspekte der angewandten Psychoanalyse und der kognitiven Verhaltenstherapie als auch imaginative Verfahren und Prinzipien der Achtsamkeitsmeditation. Die von Reddemann allein oder zusammen mit dem Klienten entwickelten Imaginationsübungen sind dabei als zentral anzusehen. Sie dienen dazu, die Traumafolgen durch neue prägende Erfahrungen allmählich zu verändern und abzuschwächen. Darüber hinaus greift Reddemann ebenfalls auf die Ego-States-Theorie zurück und integriert sie in ihre Arbeit.

Luise Reddemann entwickelte die Methode mit den Jahren immer weiter, so legt sie mittlerweile sehr großen Wert auf die Themen Resilienz sowie Trauma und Wachstum. Nutzbar macht sie sich auch Erkenntnisse aus der sogenannten »Positiven Psychologie«. Die Therapie gliedert sich in die drei gängigen Phasen der Traumatherapie: Stabilisierung, Traumabearbeitung und Integration. Im Mittelpunkt der Arbeit stehen die Ressourcen des Klienten, seine Selbstregulation und Selbstheilung. So entwickelt der Klient für sich »Kraftquellen« als Ressourcen. Er bringt seinen verletzten jüngeren inneren Anteil (meist ein »inneres Kind«) an einen »Wohlfühlort« und kann diesen durch »hilfreiche Wesen« versorgen und trösten lassen. Es wird ein imaginärer Raum (eine »innere Bühne«) installiert, auf der sich der Klient mittels der Bildschirmtechnik schrittweise mit traumatischen Inhalten auseinandersetzt. Damit dies gelingt, werden gezielt Techniken zur Distanzierung erlernt. Mit schädigenden Introjekten (das sind fremde Anschauungen, Werturteile, »innere Stimmen«, oft vom Täter) wird ebenfalls gearbeitet, wenn nötig. Es werden Gefühle wie Scham und Schuld thematisiert, Sinnfragen gestellt, Vergebung und Versöhnung und letztlich der Beginn eines neuen Lebens thematisiert. Gerade bei der traumakonfrontativen Arbeit geht PITT äußerst behutsam vor. Eine Grundhaltung bei PITT ist es, Klienten als Experten zu sehen. Für Luise Reddemann ist die sichere Beziehung, die der Therapeut dem Klienten dabei anbietet, essenziell.

Die PITT-Methode wird gezielt für die Verarbeitung von komplexen Traumafolgestörungen eingesetzt. Durch den starken Fokus auf Stabilisierung ist PITT auch für retraumatisierte Menschen geeignet.

Traumasensitives Yoga (TSY)

Als zertifizierte TSY-Practitionerin würde ich Traumasensitives Yoga nicht als eine eigene Form der Traumatherapie bezeichnen, sondern als körperorientierte Ergänzung einer solchen Therapie. TSY kann gerade zur Unterstützung von PTBS-Klienten wertvolle Dienste leisten, deshalb soll es hier auch angemessen erwähnt werden. Zahlreiche Studien belegen dies. So untersuchte Jennifer Johnston im Rahmen ihrer Doktorarbeit den Einfluss von Yoga auf die PTBS bei militärischem Personal[17]. Bei allen zwölf Teilnehmenden reduzierten sich nach der zehnwöchigen Übungszeit die abgefragten PTBS-Symptome signifikant, ebenso das Maß der Übererregung. Mehr dazu und etliche weitere Studien finden Sie bei Dagmar Härle[18]. TSY wurde von David Emerson, dem heutigen Direktor des Yoga-Programms des Trauma-Centers Boston/USA, und dem Psychiater Bessel van der Kolk begründet. Dagmar Härle war eine der Ersten, die im deutschsprachigen Raum vom Trauma-Center Boston zur Ausbildung von TSY zertifiziert wurden.

Traumasensitives Yoga unterscheidet sich in folgenden Aspekten von »normalem« Yoga:[19]

- Den Teilnehmenden werden Variationen und Wahlmöglichkeiten angeboten, sodass sie ein Gefühl von Kontrolle und Selbstbestimmung bekommen.
- Es wird insbesondere auf die innerlich spürbaren Vorgänge im Körper wertgelegt, sodass der Übende ein besseres »Körpergewahrsein« entwickelt.
- Dabei sind die Formulierungen offen und werden keinesfalls als Anweisungen gegeben. Der Yoga-Praktizierende erlebt dadurch Spielraum.
- Die Übungen sind gezielt einsetzbar: zur Aktivierung des Parasympathikus – Beruhigung (zum Beispiel bei Angst) – oder zur sympathischen Aktivierung (zum Beispiel bei Depression und Untererregung).
- Es wird so einfach wie möglich praktiziert – im Sitzen, auf dem Stuhl, im Stehen und in Alltagskleidung, sodass TSY überall anwendbar ist. Dabei werden klassische Yogaübungen abgewandelt und vereinfacht. Das hat den Vorteil, dass TSY auch von alten oder körperlich eingeschränkten Menschen gut praktiziert werden kann. Im Gegensatz zum heute oft üblichen »Yoga als Lifestyle« geht es im TSY genau um das Gegenteil: zurück zu den Wurzeln, und das so einfach wie möglich und auf Menschen mit PTBS ausgerichtet, die es eben auch so einfach und so triggerarm wie möglich brauchen.

Traumasensitives Yoga arbeitet dabei mit den klassischen, vereinfachten Übungen aus dem Hatha-Yoga und setzt gezielt, ebenfalls etwas vereinfacht, Atemübungen (Pranayama) ein. Zum gezielten Einsatz von Pranayama gibt es ebenfalls sehr interessante Studien. So untersuchten Descilo und sein Team (2010) 50 Patienten, die nach dem Tsunami 2004 in Indonesien an einer PTBS litten.[20] Sie fanden heraus, dass allein Yogaatmung die PTBS-Symptomatik signifikant reduzierte und dass Teilnehmer, die zusätzlich eine Expositionstherapie machten, diese Exposition besser tolerieren konnten und so auch bessere Erfolge erzielten.

Die Wirkung von traumasensitivem Yoga bei Teilnehmenden zeigt sie wie folgt:

- Der Klient lernt, seine körperlichen Reaktionen wahrzunehmen und diese zu beeinflussen. Er fühlt sich mehr mit seinem Körper verbunden.
- Der Körper wird nicht mehr als Feind erlebt. Allein das innere, bewusste, positive Erspüren der Körperempfindungen führt zu einer positiveren Wahrnehmung des Körpers, zum Beispiel: »Ah, da sind ja meine Muskeln und da ist ja Kraft.«
- Damit wird die Angst vor eigenen Körperreaktionen abgebaut, und körperliche Reaktionen und Gefühle können besser toleriert werden. Das eigene Toleranzfenster weitet sich.
- Der Klient lernt, sich zu fokussieren. Er fühlt sich stärker und ausgeglichener.
- Der Klient lernt mithilfe der Übungen, sich selbst zu helfen, auch zu Hause.
- Der Klient lernt, sich selbst und dem Therapeuten zu vertrauen.

Und damit sehen wir schon, dass traumasensitives Yoga sehr, sehr wertvoll sein kann, gerade wenn Klienten sich so gar nicht auf ihren Körper einlassen können, dieser nur negativ besetzt ist oder sie gar nichts spüren. Denn, wie erwähnt, ist Trauma im Nervensystem gebunden. Je mehr ich hier als Traumatherapeut über die Körperempfindungen arbeiten kann und nicht nur bei den Bildern hängen bleibe, desto tiefer kann ich Trauma lösen.

Traumasensitives Yoga ist damit als wertvolle Unterstützung für eine effektive Traumatherapie zu sehen, entweder indem es im Vorfeld einer Traumatherapie oder begleitend praktiziert wird. Es ist demnach uneingeschränkt für retraumatisierte Menschen zu empfehlen.

TSY wird in Gruppen oder im Einzelsetting praktiziert. So kann der Therapeut dem Klienten auch ein Übungsprogramm für zu Hause zusammenstellen.

Kapitel 6
Hilfe aus der Medizin und Naturheilkunde

Um nach einer Retraumatisierung wieder zu gesunden, ist es häufig nötig, den Körper und das Nervensystem auch noch anderweitig zu unterstützen. Traumatherapie allein reicht hier nicht immer aus. Was Ihnen hier als Betroffener nützt, das dürfte unterschiedlich sein und hängt sicher auch mit Ihrer generellen Einstellung zu Psychopharmaka oder Mitteln aus der Naturheilkunde zusammen. Ich versuche, Ihnen hier möglichst wertungsfrei verschiedene Alternativen aufzuzeigen, die ich im Laufe der Jahre in Kooperation mit spezialisierten Ärzten und Psychiatern kennenlernen durfte. Ausprobieren, was Ihnen hilft, immer in Absprache mit Ihrem Arzt, Psychiater oder Heilpraktiker, müssen Sie selbst. Und auch hier gilt: Was bei dem einen wirkt, hilft beim anderen noch lange nicht.

Antidepressiva und Benzodiazepine

Sicherlich ist es richtig, bei Antidepressiva und Benzodiazepinen genau hinzuschauen. Medikamente dieser Art sind nicht mein Spezialgebiet. Das überlasse ich Fachärzten und Psychiatern. Und doch möchte ich Sie dafür öffnen, einerseits kritisch nachzufragen und nicht alles sofort einzunehmen, was Ihnen verschrieben wird – und andererseits noch einmal zu sehen, dass Sie sich jetzt gerade in der Retraumatisierung in einer Ausnahmesituation befinden. Und Ausnahmesituationen brauchen eben gerade Ausnahmen. Und das kann auch bedeuten, dass man eine Zeit lang Antidepressiva nehmen muss, um den Tag zu überstehen. Das möchte ich insbesondere den Menschen sagen, die es geradezu verwerflich finden, diese Art von Medikamenten einzunehmen, oder die das als persönliches Versagen sehen (das ist gerade in der alternativen und spirituellen Szene nicht unüblich!).

Antidepressiva werden bei einer Retraumatisierung häufig verordnet. »Sie wirken vor allem auf die Botenstoffe Serotonin und Noradrenalin im Gehirn und können Ängste verringern, die Stimmung verbessern und den Antrieb erhöhen oder auch verringern. Letzteres kann zum Beispiel bei starker körperlicher Unruhe hilfreich sein. Sie können sich auch positiv auf belastende Erinnerungen, Flashbacks und das Vermeidungsverhalten auswirken. Als wirksam bei einer PTBS haben sich die SSRI [selektive Serotonin-Wiederaufnahme-Hemmer] Sertralin, Fluoxetin und Paroxetin erwiesen. Bei Schlafstörungen kann auch das eher beruhigende Antidepressivum Trazodon eingesetzt werden.«[21]

Bei folgenden Symptomen sollten Sie mit Ihrem Arzt gemeinsam überlegen, ob Antidepressiva nicht eine Zeit lang hilfreich sein könnten:

- Sie sind suizidal.
- Sie schlafen seit mehreren Wochen kaum.
- Sie werden so von Angstzuständen übermannt, dass Sie nicht wissen, wie Sie den Tag überstehen sollen.

Etliche meiner Klienten nehmen oder nahmen, als sie zu mir kamen, Antidepressiva. Die Traumatherapie beeinträchtigt das in keinster Weise. Jedoch können Antidepressiva manchmal erst eine Traumatherapie möglich machen, denn wer nicht schläft – und das über Wochen –, hat nicht die Kraft und Konzentration, traumatherapeutisch zu arbeiten. Und wenn Antidepressiva helfen, etwas stabiler zu werden, dann ist das erst einmal in Ordnung.

Es ist jedoch wichtig, zu wissen, dass es bei der Einnahme von Antidepressiva manchmal zu einer verzögerten Reaktion des Nervensystems kommt, wenn mit Somatic Experiencing® gearbeitet wird. Das heißt, in der Sitzung erfolgt vielleicht keine Reaktion, dafür Stunden oder sogar ein bis zwei Tage nach der Sitzung. Das ist einfach wichtig, zu wissen, sowohl für den Klienten als auch für den Therapeuten. Dann kann man damit umgehen.

Schwierig finde ich, dass manchmal das ärztlich begleitete Ausprobieren verschiedener Antidepressiva nötig ist, inklusive unangenehmer Nebenwirkungen, bis das für den Betroffenen richtige Mittel gefunden wurde.

Nun zu den *Benzodiazepinen*. Benzodiazepine sind Schlaf- und Beruhigungsmittel. Sie können Angst und eine erhöhte Erregung verringern und damit zu einer besseren Schlafqualität beitragen. Da sie süchtig machen, sollten sie nur kurzzeitig eingenommen werden (maximal vier bis acht Wochen). Es scheint darüber hinaus Hinweise zu geben, dass Benzodiazepine eine Verarbeitung des Traumas erschweren. Von Benzodiazepinen ist also abzuraten!

Pflanzen, Tees und Homöopathika

Haben Sie mit Ängsten, Unruhe, Depressionen und Schlaflosigkeit zu tun, können Sie auch versuchen, sich mit Mitteln aus Naturheilkunde und Homöopathie zu helfen. Nachfolgend stelle ich Ihnen verschiedene Pflanzen vor, die entweder als Tee und/oder Kapseln und Tabletten verwendet werden können.

Sie haben die Möglichkeit, die Pflanzen als Einzelmittel zu nehmen, zum Beispiel als Tee oder als Kombinationspräparat. Davon finden Sie etliche in den Drogerien und Apotheken. Alle unten aufgeführten Pflanzen sind, bis auf Ashwaganda, auch als Badezusätze verwendbar.

> Lavendel und Melisse erhalten Sie auch als ätherische Öle. Mit den ätherischen Ölen haben Sie die Möglichkeit, Ihren Raum zu beduften und so für eine entspanntere Atmosphäre zu sorgen. Sie sollten allerdings darauf achten, dass Sie naturreine ätherische Öle verwenden, zum Beispiel von Primavera.

Hier die wichtigsten Pflanzen:

- *Melisse*: Wirkt ausgleichend und beruhigend auf das Nervensystem und fördert die Konzentrationsfähigkeit. Sie ist angstlösend und bei Schlafstörungen zu empfehlen (zum Beispiel in Kombination mit Lavendel, Hopfen, Baldrian und Passionsblume).

- *Lavendel*: Wird bei Unruhe, Angstzuständen, Schlaflosigkeit und Spannungskopfschmerzen empfohlen. Lavendel ist auch als Körperöl sehr zu empfehlen, zum Beispiel von Weleda.
- *Johanniskraut*: Gilt als bestes pflanzliches Mittel gegen Depressionen. Es ist ebenfalls angstlösend und hilft bei Spannungskopfschmerzen. Vorsicht: Johanniskraut erhöht die Lichtempfindlichkeit der Haut. Im Herbst/Winter sollte dies kein Problem darstellen. Im Frühjahr/Sommer sollte jedoch entweder die direkte Sonne gemieden oder das Mittel eine Zeit lang abgesetzt werden. Johanniskraut kann auch als Körperöl verwendet werden.
- *Baldrian*: Genau wie Johanniskraut hat Baldrian einen Einfluss auf den Neurotransmitter Gamma-Aminobuttersäure (GABA). Dadurch entsteht auch seine entspannende und entkrampfende Wirkung bei regelmäßiger Einnahme. Baldrian wird daher tagsüber häufig bei Unruhe und abends zum Einschlafen verordnet.
- *Passionsblume*: Wirkt gegen Stress, Unruhe, Ängste und Nervosität und wird damit auch zum Einschlafen eingesetzt. Zudem gilt die Pflanze als krampflösend und blutdrucksenkend. Sie hat ebenfalls einen Einfluss auf den Neurotransmitter GABA.
- *Hopfen*: Ist beruhigend und verbessert den Schlaf. Die Wirkung tritt allerdings erst zwei bis vier Wochen nach der Einnahme auf.
- *Ashwaganda (Schlafbeere):* Ist noch ein ziemlicher Newcomer auf dem Markt, mit beeindruckendem Wirkspektrum. Klienten wiesen mich auf die Pflanze hin und berichteten von ausgezeichneten Wirkungen bei Schlafstörungen aller Art, Angststörungen und Panikattacken, Depressionen, Müdigkeit und Erschöpfung. Ashwaganda hat ebenfalls einen direkten Einfluss auf den Neurotransmitter GABA. Darüber hinaus wird es bei Nebennierenschwäche eingesetzt, da es die zu starke Ausschüttung von Cortisol verhindert bzw. den Cortisolspiegel anhebt, wenn er zu niedrig ist. Mehr zum Thema Nebennierenschwäche (bei retraumatisierten Menschen oft sehr wichtig) finden Sie unter »Die orthomolekulare Medizin«.

So viel erst einmal zu den wichtigsten Pflanzen, die Ihnen helfen könnten. Probieren Sie diese am besten aus, und schauen Sie, welche für Sie wirksam und passend sind.

Sollten die genannten Pflanzen für Sie nicht wirksam sein, gibt es als Alternative noch *Cannabidiol-(CBD-)Öl.* Es wird aus Hanf gewonnen und scheint bei Schmerzen, Angst und Depressionen wirksam zu sein. Die Inhaltsstoffe des CBD-Öls sind nicht psychoaktiv und haben deshalb keine berauschende Wirkung. CBD-Öl wird gerade intensiv erforscht.

Als weitere Alternative bei Angstanfällen und Stress könnten Sie einmal die *Bach Original Rescue Tropfen* (Notfalltropfen) versuchen. Bei manchen Menschen helfen diese, auch wenn die Wirkung bisher wissenschaftlich nicht nachgewiesen werden konnte. Notfalltropfen gibt es in den meisten Apotheken.

Zur Wirkung von homöopathischen Mitteln wird gerade wieder heftig in den Medien gestritten. Meine persönliche Erfahrung ist: Sie wirken! Es ist nur manchmal nicht einfach, das richtige Mittel für seine Beschwerden zu finden. Wenn Sie sich gar nicht damit auskennen, sollten Sie sich für eine homöopathische Erstanamnese einen kompetenten Arzt oder Heilpraktiker suchen, der mit Ihnen zusammen das passende Mittel auswählt. Viele Krankenkassen zahlen mittlerweile die homöopathische Erstanamnese bei einem niedergelassenen Arzt.

Da Ihr Nervensystem bei einer akuten Retraumatisierung übersensibel ist, reagiert es eventuell schneller und heftiger auf Mittelgaben. Ihr Homöopath/Heilpraktiker sollte dafür ein Bewusstsein und eben auch ein Grundverständnis von Trauma haben und sanft und eher mit niedrigen Potenzen arbeiten.

Hier alle bei Angst und Panik möglichen homöopathischen Einzelmittel aufzuführen, würde den Rahmen sprengen. Der Verein »Homöopathie ohne Grenzen« arbeitet in Krisengebieten mit homöopathischen Mitteln und behandelt mit diesen PTBS-Betroffene.[22] Eine gute Zusammenfassung der wichtigsten Einzelmittel bei Angst und Panik finden Sie unter http://www.globulix.net/psychologie/angst-panikstörungen/.

Ein wichtiges Einzelmittel gegen Angst ist Aconitum – gerade bei akuten Angstzuständen kann die Einnahme hilfreich sein. Als homöopathisches Komplexmittel bei Angst eignet sich Ambrax.

Orthomolekulare Medizin

»Orthomolekulare Medizin ist die Erhaltung guter Gesundheit und die Behandlung von Krankheiten durch Veränderung der Konzentration von Substanzen im menschlichen Körper, die normalerweise im Körper vorhanden und für die Gesundheit erforderlich sind.«[23]

Unter Substanzen werden hierbei Vitamine, Mineralstoffe, Spurenelemente, essenzielle Fettsäuren, Aminosäuren und weitere »Vitalstoffe« verstanden, die teilweise hoch dosiert zugeführt werden, um ein biochemisches Ungleichgewicht im Körper zu beheben. In der orthomolekularen Medizin wird also nicht wahllos experimentiert, indem irgendwelche Nahrungsergänzungsmittel auf Verdacht eingenommen werden, sondern hier geht es um eine passgenaue Unterstützung für den Patienten. Zuallererst ist dafür ein vernünftiger Bluttest nötig. Nun ist Bluttest nicht gleich Bluttest. Es gibt Firmen wie biovis, die fein testen und damit zu anderen Ergebnissen kommen als »normale« Labore. Ich durfte das selbst erleben und hätte vorher nicht geglaubt, dass das möglich ist. Es ist also wichtig, dass Ihr Arzt/Heilpraktiker mit den richtigen Laboren zusammenarbeitet und wirklich auf orthomolekulare Medizin spezialisiert ist. Leider gibt es selbst in Berlin viel zu wenige Experten, die aufgrund ihrer hohen Kompetenz oft so überlastet sind, dass sie keine neuen Patienten mehr aufnehmen. Dabei ist die orthomolekulare Medizin gerade für Traumapatienten und insbesondere für retraumatisierte Menschen hoch wertvoll.

Wie bereits beschrieben, verbraucht der Körper bei ständiger Anspannung und Alarmbereitschaft über das Maß wichtige Vitamine und Mineralstoffe. Das führt dazu, dass irgendwann die Depots leer sind. Der Betroffene merkt das meist erst, wenn massive Erschöpfung und andere

Krankheitssymptome auftreten. Die Gefahr dabei ist tatsächlich, dass durch diesen Leerstand die vorhandenen Traumasymptome verstärkt und verschlimmert werden. Ich arbeite dann quasi in der Traumatherapie dagegen an. Das ergibt natürlich keinen Sinn. Deshalb kann ich nur empfehlen, dass Sie sich einen Experten in orthomolekularer Medizin suchen und sich auch auf diese Art und Weise unterstützen. Die Kosten für die orthomolekulare Medizin und das Labor werden leider nur in geringem Umfang von den Kassen übernommen. Einen Großteil müssen Sie also selbst zahlen.

Folgendes sollte getestet werden:

- *B6:* Stärkt die Nerven.
- *B3 (auch als Niacin bekannt):* Wird für den Aufbau verschiedener Neurotransmitter benötigt.
- *B12:* Stärkt das Gehirn und das Zentralnervensystem. Achtung: Wenn Sie Magenschutzpräparate nehmen, ist eine Aufnahme von B12 über den Magen-Darm-Trakt (zum Beispiel bei Tablettengabe) nicht möglich. Dann müsste B12 durch Ihren Arzt injiziert werden, damit es aufgenommen werden kann.
- *Vitamin D3:* Wirkt gegen Angst und Depressionen.
- *Zink:* Ist immunstärkend und schützt das Hormonsystem.
- *Magnesium:* Beruhigt das Zentralnervensystem und vermindert die Muskelspannung.
- *Eisen:* Ist für viele Stoffwechselprozesse im Körper nötig. Ein Mangel kann zu Konzentrationsschwäche, Abgeschlagenheit, Müdigkeit und Schlafstörungen führen, genauso wie zu einem Restless-Legs-Syndrom. Darüber hinaus kann Eisenmangel Ängste und Depressionen fördern.
- *Mangan:* Ist wichtig für die Aktivität von Neurotransmittern.
- *Selen:* Ist wesentlich für den Zellschutz und das Nervensystem. Selen ist stimmungsaufhellend.
- *Vitamin C:* Repariert beschädigte Neurotransmitter und unterstützt die Nebennieren.

Innerhalb der orthomolekularen Medizin nehmen für (re-)traumatisierte Menschen die Nebennieren eine besondere Rolle ein. Denn die Nebennieren produzieren über 40 Hormone, unter anderem Adrenalin und Cortisol. Bei zu viel Stress wird erhöht Adrenalin und Cortisol ausgeschüttet. Ist Stress wie bei (re-)traumatisierten Menschen und Menschen mit komplexer Traumatisierung ein Dauerzustand, dann erschöpfen sich die Nebennieren irgendwann. In meiner Praxis erlebe ich das bei vielen Klienten, allerspätestens wenn sie das 40. oder 50. Lebensjahr erreicht haben, oft wesentlich früher.

Folgende Symptome weisen auf eine Nebennierenschwäche hin:

- Sie kommen morgens nicht aus dem Bett und fühlen sich schon beim Aufstehen erschöpft.
- Abends erleben Sie eher ein Energiehoch.
- Sie brauchen ständig Stimulanzien wie Kaffee oder andere koffeinhaltige Getränke, Schokolade, Zigaretten und/oder Süßigkeiten, um über den Tag zu kommen.
- Sie sind innerlich unruhig.
- Sie erleben gesteigerte Ängste und Depressionen.
- Sie haben Schwierigkeiten, sich zu konzentrieren, Ihr Gedächtnis lässt nach.
- Sie sind schnell ungeduldig.
- Sie leiden an Schlaflosigkeit.
- Bleibt die Nebennierenschwäche weiterhin unerkannt, kann es zu einer Immunschwäche und diversen Erkrankungen kommen, denn die Zellabwehr funktioniert dann ebenfalls nicht mehr gut.

Sie können sich also vorstellen, wie Traumasymptome durch eine Nebennierenschwäche noch potenziert werden können. Eine Nebennierenschwäche lässt sich sehr einfach über einen Cortisoltest (Speicheltest) feststellen. Anhand dieses Testes kann ein detailliertes Tagesprofil erstellt werden, welches genau darstellt, wann und in welchem Umfang Ihre Nebennieren Cortisol ausschütten. Entsprechend dem Ergebnis verordnet Ihr Arzt oder Heilpraktiker Ihnen dann Ihre Medikation. Wenn

Sie Glück haben, reichen hoch dosierte Vitamine/Mineralstoffe aus, dazu manchmal noch ein homöopathisches Komplexmittel.

Oft muss jedoch Hydrocortison gegeben werden. Das bei der Nebennierenschwäche zu gering produzierte Hormon wird also durch eine äußere Medikamentengabe ersetzt. Ein Effekt ist sofort spürbar: mehr Ruhe und mehr Kraft! Allerdings kann eine dauerhafte Gabe von Hydrocortison auch zu verschiedenen Nebenwirkungen wie Magen-Darm-Problemen führen. Hinzu kommt, dass die Nebennieren dann noch weniger Cortisol produzieren, da dieses ja von außen zugegeben wird. Eine Hydrocortison-Gabe sollten Sie mit Ihrem Arzt oder Heilpraktiker also genau abwägen. Wenn sie erfolgen muss, dann sollte das Hydrocortison eine begrenzte Zeit als Creme gegeben werden. Dadurch kommt es zu keiner Schädigung der Magenschleimhaut. Die Marktapotheke Greiff aus Rotthalmünster fertigt auf Rezept extra diese Cremes an. Ich erwähne das deshalb, da viele Ärzte und Heilpraktiker nicht wissen, dass es diese Möglichkeit gibt. Eine Alternative zum Hydrocortison kann die Gabe von Nebennieren-Zellextrakten aus Rinder-Nebennieren sein. Diese haben mehrheitlich keine Nebenwirkungen und liefern wichtige Bausteine für die Wiederherstellung einer gesunden Nebennierenfunktion.

Da eine Nebennierenschwäche lebensgefährlich werden kann, sollte sie in jedem Fall behandelt werden. Die Medikamentengabe entbindet Sie jedoch nicht von einer Umstellung Ihres Lebenswandels – mehr Ruhe, mehr Rhythmus, Ernährungsumstellung, kein Koffein und nur moderater Sport. Zu viel Sport führt zur weiteren Erschöpfung. Zum Thema Nebennierenschwäche gibt es mittlerweile viele gute Bücher auf dem Markt, diese gehen nochmals detaillierter auf die notwendige Lebensveränderung ein.

Natürlich ist mir klar, dass Sie als (re-)traumatisierter Mensch jetzt vielleicht denken: »Aber das ist doch gerade mein Problem – ich habe nur noch Angst, ich bin nur noch im Stress, ich fühle mich nirgendwo sicher, sodass ich nicht entspannen kann.« Ja, das ist jetzt noch so, bis Ihre Traumatherapie zu Veränderungen führt. Deshalb möchte ich Sie ermutigen, sich hier medizinisch unterstützen zu lassen. Es geht nicht darum, noch mehr Druck aufzubauen, was die Änderung Ihrer Lebensumstände anbelangt. Dann müssen Sie vielleicht einfach ärztlich verordnet eine Zeit lang hoch dosiert Vitamine und Mineralstoffe zu sich nehmen oder auch Hydrocortison oder Nebennieren-Zellextrakte, das ist in Ordnung. Irgendwann wird Ihr Leben wieder in einem ruhigeren Fahrwasser laufen, und dann können Sie auch Ihr Leben wieder etwas gesünder gestalten. Alles der Reihe nach.

Und wo wir schon einmal beim Testing sind, dann lassen Sie doch bitte auch gleich Ihre Darmflora testen, denn die ist bei vielen (re-)traumatisierten Menschen durch den permanenten Stress ebenfalls nicht in Ordnung. Mittlerweile ist ja bekannt, wie wesentlich der Darm und das Gleichgewicht der darin vorhandenen Bakterien für unsere Psyche, die Immunabwehr und die Gesundheit unseres Körpers im Allgemeinen sind. Einem Ungleichgewicht lässt sich oft sehr einfach mit den in Apotheken erhältlichen Produkten Omnibiotic oder Symbioflor beikommen. An erster Stelle steht aber auch hier der Test Ihres Arztes/Heilpraktikers, der dann alle weiteren Maßnahmen mit Ihnen bespricht.

Viele Klienten denken, ihre Darmflora sei in Ordnung, weil die Darmspiegelung beim Gastroenterologen unauffällig war. Das ist aber nicht dasselbe. Leider wissen viele Gastroenterologen immer noch nicht um die Wichtigkeit der Darmflora oder testen sie nicht. Die Darmflora wird mit einem Stuhltest untersucht.

Kapitel 7
Sie sind nicht allein: Selbsthilfegruppen und andere Unterstützung

Manchmal ist es wichtig, Gleichgesinnte zu treffen, Menschen, die Ähnliches durchmachen oder durchgemacht haben wie man selbst, Menschen, die einen verstehen, bei denen man sich zeigen und offen sein darf, ganz man selbst. In einem Schutzraum, in dem alles vertraulich behandelt wird und in dem alles, was gesagt wird, auch verbleibt. Ein Ort, an dem Sie von Ihren Schwierigkeiten, Ängsten und Herausforderungen sprechen dürfen. Das allein gibt Selbstvertrauen und Kraft. Eine Gruppe mit Tipps und Anregungen und gemeinsamen Aktivitäten. Die regelmäßigen und verbindlichen Treffen geben Ihnen Struktur und Halt. Eben das sind Selbsthilfegruppen!

Traumaspezifische Selbsthilfegruppen finden Sie eher in Traumaberatungsstellen (siehe Adressanhang). Die Gruppen werden meist professionell angeleitet, zum Beispiel von einer Sozialpädagogin oder Psychologin. Neben den traumaspezifischen Selbsthilfegruppen gibt es auch die Möglichkeit, an den »Emotions Anonymous« (EA) teilzunehmen, das sind Zwölf-Schritte-Gruppen, die sich aus den zwölf Schritten der Anonymen Alkoholiker entwickelt haben, einem Selbsthilfekonzept, das heute noch als sehr erfolgreich gilt. Bei den EA geht es darum, emotional gesund zu werden, sich von Depressionen, Ängsten, Zwängen, Trauma etc. zu lösen. Sie finden hier Menschen aus allen Gesellschaftsschichten.

Eine weitere Selbsthilfegruppe, die aus den zwölf Schritten entstanden ist, ist die »Anonyme Gruppe Inneres Kind« (IKA). Sie richtet sich vor allem an Menschen, die eine noch nicht aufgearbeitete unglückliche Kindheit hatten, die psychisch oder physisch missbraucht wurden (zum Beispiel sexueller Missbrauch) oder die aus einer dysfunktionalen Familie, zum Beispiel mit Alkoholikern, kommen.

Darüber hinaus gibt es mit Sicherheit noch weitere Selbsthilfegruppen, die für Sie infrage kommen. Diese heißen in jeder Stadt auch anders, mit Ausnahme der expliziten Zwölf-Schritte-Gruppen. Also machen Sie sich gerne auf den Weg, und eruieren Sie selbst, was bei Ihnen angeboten wird! Die Kontaktinformationen für Selbsthilfegruppen finden Sie bei den Selbsthilfe-Kontakt- und Informationsstellen. Diese habe ich für die größten Städte im Anhang aufgelistet. Für Ihren Wohnort können Sie diese auch einfach googeln.

Die Selbsthilfegruppe ersetzt selbstverständlich keine Traumatherapie! Sie kann aber eine sinnvolle Ergänzung sein.

Wichtig ist, dass Sie sich in Ihrer Selbsthilfegruppe wohl, sicher und geschützt fühlen. Nach dem Besuch sollte es Ihnen besser gehen als vorher, sonst stimmt etwas nicht. Schauen Sie sich die Gruppe genau an: Gibt es einen verborgenen Gruppenkodex, also etwas, das stillschweigend im Hintergrund läuft, aber nicht laut ausgesprochen wird? So habe ich es einmal bei einer traumaspezifischen Selbsthilfegruppe erlebt, dass der stille Gruppenkodex war: Es darf mir ein klein wenig besser gehen, aber ich darf auf keinen Fall gesund werden. Sollten Sie so etwas mitbekommen, lassen Sie es! Orientieren Sie sich bitte nur an Menschen und Gruppen, die für eine positive Entwicklung und für Heilung offen sind, und das bei gleichzeitigem Realitätssinn. Das werden Sie schnell herausfinden.

Teil III – Übungen, die Ihnen guttun können

In Teil III geht es mir darum, dass Sie ein erstes Handwerkszeug bekommen, sprich: ganz konkrete Übungen, mit denen Sie allein arbeiten können. Diese vermittle ich sonst in meinen Workshops und Einzelstunden. Sie haben sich in der Praxis gut bewährt. Die Übungen dienen vor allem dazu, dass Sie sich, auch unabhängig von Ihrem Traumatherapeuten, selbst helfen können. Sie ersetzen natürlich keine Traumatherapie. Nicht jede Übung funktioniert für jeden, deshalb probieren Sie sie aus, machen Sie sie regelmäßig, möglichst dann, wenn der Stress oder die Dissoziation noch nicht so groß sind, also wenn Sie auf Ihrem Stressbarometer zum Beispiel eher auf 5 oder 6 sind. Dann funktionieren die Übungen nämlich umso besser bei Hochstress, unter anderem deswegen, weil im Vorfeld neuronal schon etwas gebahnt wurde.

Kapitel 8
Das Dissoziationsbarometer als Orientierungshilfe

Bevor ich Ihnen die sogenannten Dissoziationsstopps vorstelle, also Übungen und Mittel, die Ihre Dissoziation stoppen können, ist es für Sie hilfreich, ähnlich wie beim Stressbarometer, das Sie schon kennenlernen durften, mit einem Dissoziationsbarometer zu arbeiten. Das Dissoziationsbarometer geht von 0–10.

Dissoziationsbarometer

0	Ich bin ganz da im Hier und Jetzt und in diesem Raum präsent
–1	Ich bin so ziemlich da
–2	Ich bin nicht ganz anwesend, vielleicht müde
–3	Ich bin etwas mehr abwesend
–4	Ich kann mich nicht mehr so gut auf das Hier und Jetzt, die Unterhaltung konzentrieren
–5	Ich bin ziemlich abwesend und weggedriftet
–6	Ich bin ziemlich stark dissoziiert und bekomme nur eingeschränkt meine Umwelt mit
–7	Ich bin stark dissoziiert, meine Konzentrationsfähigkeit und meine Fähigkeit, zu denken, sind stark eingeschränkt, vielleicht ist mir sogar schwindelig
–8	Ich erlebe die Welt getrennt von mir, wie durch eine Glasschicht oder Mauer
–9	Ich bin sehr abwesend, kann kaum noch etwas verarbeiten oder aufnehmen
–10	Ich bin völlig abwesend und dissoziiert und kaum ansprechbar

Das Dissoziationsbarometer soll Ihnen möglichst frühzeitig zeigen (genau wie das Stressbarometer), wo Sie sind. Auch hier geht es darum, die beginnende Dissoziation möglichst schnell zu bemerken. Und auch wenn wir wissen, dass die Dissoziation ein Schutzmechanismus und als solcher vielleicht manchmal während der Zeit der Retraumatisierung nötig ist, sollten Sie vermeiden, unter die –6 zu fallen, nicht nur, weil Sie sich dann nicht mehr so gut konzentrieren können, sondern vor allem auch, weil es sich spätestens ab –6 nicht mehr um die »netten« Dissoziationen von leichter Abwesenheit handelt, sondern langsam unangenehm wird, da Sie sich und Ihre Umwelt nicht mehr gut spüren und unverbunden sind, sich von der Welt getrennt erleben. Das kann große Angst machen. Um das zu verhindern und wieder mehr ins Hier und Jetzt zu kommen, präsenter zu sein, um die Dissoziation zu verringern, gibt es die sogenannten Dissoziationsstopps, die ich im Folgenden beschreibe.

Kapitel 9
Dissoziationsstopps

Der Igelball als Helfer

Einen Igelball kennen Sie sicherlich. Es gibt ihn in unterschiedlichen Größen und Farben. Der Igelball kann ein wirksamer Dissoziationsstopp sein.

Ablauf: Um wieder präsenter zu sein, nehmen Sie Ihren Igelball in die Hände und kneten ihn mit beiden Händen, möglichst so, dass es etwas wehtut. Wichtig: Bitte nicht »trancig«, also zu monoton, oder rhythmisch kneten, denn dann rutschen Sie wieder mehr in die Dissoziation. Sie sollen ja dableiben! Deshalb kneten Sie mit etwas Schmerz, spüren Sie die harten »Igelstacheln« und geben Sie mal mehr, mal weniger Druck. Bemühen Sie sich, ganz in der Wahrnehmung des Balles in Ihren Händen zu bleiben.

Nach zwei bis drei Minuten checken Sie nochmal Ihr Dissoziationsbarometer, Sie werden eine positive Veränderung bemerken, mindestens um ein bis drei Punkte, und das macht schon einen Unterschied.

Den Körper abklopfen

Das ist mein Lieblings-Dissoziationsstopp, da er so einfach und vor allem sehr effektiv ist. Vielleicht kennen Sie die Übung aus Sportkursen.

Ablauf: Stellen Sie sich aufrecht hin, und fangen Sie an, mit Ihren flachen Händen Ihren Körper abzuklopfen. Zuerst das eine Bein zwei- bis dreimal hoch und runter, die Vorder- und Rückseiten, dann das andere. Dann den Po, weiter und diesmal ganz sanft den Nieren- und Rückenbereich, dann erst den einen Arm hoch und runter, wieder zwei- bis dreimal und dann den anderen Arm. Klopfen Sie auch ganz sanft und achtsam Ihren Bauch und dann etwas stärker die Mitte Ihres Brustbeins, auf der Höhe Ihrer Brustwarzen. Machen Sie sanft mit Ihrem Nacken, Kopf und Gesicht weiter.

Sie werden sehen: Es hat sich gelohnt, wenn Sie jetzt Ihr Dissoziationsbarometer checken, Sie sind mehr da! Wer Probleme hat, sich mit den Handflächen abzuklopfen, kann sich auch etwas fester, aber ebenfalls achtsam abstreichen.

Hier-und-Jetzt-Orientierung

Die Orientierungsübung eignet sich sowohl als Dissoziationsstopp (Hier-und-Jetzt-Orientierung) als auch zur Stimulation des ventralen Vagus, der zum Parasympathikus gehört. Der Parasympathikus dient unserer Entspannung, indem er zum Beispiel dafür sorgt, dass unser Blutdruck und die Herzfrequenz sinken und die Verdauungsaktivitäten steigen. Während der Sympathikus als Bild das Gaspedal wäre, ist der Parasympathikus die Bremse. Sobald ich mich fokussiert im Raum orientiere und erkenne, dass ich sicher bin, ist das die Info an den ventralen Vagus, die Entspannungsreaktion einzuleiten. Sichtbar wird die Entspannung und Entladung der Aktivierung im Nervensystem durch Zeichen wie Gähnen, Aufstoßen oder einen tieferen Atemzug.

Ablauf: Schauen Sie langsam und fokussiert durch den Raum, als ob Sie alles ganz genau betrachten möchten. Nehmen Sie vor allem Details wahr. Es kann sein, dass Sie Ihre Augen dafür anstrengen müssen. Machen Sie auf diese Art und Weise eine Rundumorientierung durch den ganzen Raum. Vermeiden Sie Starren (führt zu Dissoziation) oder zu schnelles Schauen. Fokussiertes Schauen kann durchaus langweilig und anstrengend sein. Machen Sie es trotzdem. Nehmen Sie dann wahr, wie Sie sich fühlen. Sind Sie mehr im Hier und Jetzt, fühlen Sie sich mehr da? Achten Sie während der Orientierung und danach auf Entladungszeichen wie einen tieferen Atemzug, Gähnen oder Aufstoßen. Kommen diese, dürften Sie sich auf eine angenehme Art ruhiger fühlen.

Ätherische Öle, Brausebonbons, Chilis, Ammoniak & Co.

Neben den genannten Übungen gibt es weitere Helfer, die Sie aus der Dissoziation herausbringen bzw. diese verbessern sollen. Dazu eignen sich ätherische Öle, an denen Sie schnuppern können oder die Sie sich auftupfen können, zum Beispiel auf die Stirn. Das für Sie wirksame ätherische Öl sollte für Sie persönlich intensiv und angenehm oder vielleicht sogar unangenehm riechen. Probieren Sie verschiedene Öle aus. Schon das Schnuppern am Öl kann Sie mehr ins Hier und Jetzt bringen. Die gleiche Wirkung hat der für Erkältungskrankheiten bekannte Tigerbalsam.

Eine weitere Möglichkeit sind prickelnde Brausebonbons, Brausepulver oder Center Shocks, die Sie auf der Zunge zergehen lassen. Das Prickeln und die leichte Schärfe können Sie wieder mehr in die Gegenwart und ins Spüren holen. Für die Schärfe sind auch Ingwerbonbons gut geeignet.

Bei sehr starken Dissoziationen können Sie auch zu heftigeren Mitteln greifen. Der Biss in eine Chilischote gehört dazu. Der durch die starke Schärfe entstehende Schmerz kann Sie aus einer starken Dissoziation holen. Ähnlich wirksam können Zitronensaft, Tabasco (auf keinen Fall mehr als ein bis zwei Tropfen!) oder Wasabi sein.

Ammoniak sollte sicher das letzte Mittel der Wahl sein, wenn alles andere nicht wirkt. In Traumakliniken gehört es jedoch als bewährter Dissoziationsstopp zum Equipment dazu. Der beißende Geruch ist wirklich unangenehm, aber sehr wirksam. Halten Sie dazu das Ammoniakstäbchen nicht zu nah an die Nase, sondern arbeiten Sie, wenn Sie Ammoniak nicht kennen, erst einmal mit ein wenig Abstand.

Darüber hinaus können Sie abwechselnd warm und kalt duschen oder sich mit Eiswürfeln den Körper oder die Handgelenke und die Stirn abreiben, auch das hilft.

Sie merken schon, starke Reize helfen, wieder aus der Dissoziation herauszukommen. Versuchen Sie es außerdem in jedem Fall auch mit Bewegung, stampfen Sie mit den Füßen auf, springen und tanzen Sie oder versuchen Sie, die Wand mit Ihren Händen wegzuschieben.

Kapitel 10
Übungen zur Selbstregulation

Übungen zur Selbstregulation dienen dazu, wie der Name schon sagt, sich selbst und das eigene Nervensystem besser regulieren zu können und so aus Stress, Anspannung, Übererregung, Angst oder Wut wieder besser herauszukommen bzw. diese zu reduzieren.

Ich empfehle vor und nach jeder Übung die Selbstüberprüfung mit dem Stressbarometer in Teil II unter »Was Sie selbst tun können: erste Hilfen im Alltag«. So haben Sie einen klaren Anhaltspunkt, was sich verändert hat. Außerdem dürften Sie als positive Veränderung einen ruhigeren, vielleicht sogar tieferen Atem, eine entspanntere Muskulatur und insgesamt mehr Entspannung erleben.

Nierenübung

Warum diese Übung funktioniert, ist nicht ganz klar, doch sie ist sehr wirksam. So habe ich es schon bei Klienten erlebt, dass allein diese Übung Schlafstörungen verbessern konnte. Hintergrund dieser Übung scheint mir die vermehrte Cortisolausschüttung des Körpers bei Stress zu sein. Befinden wir uns im Dauerstress, werden die Nebennieren angeregt, ständig Cortisol auszuschütten, und erschöpfen sich. Die Folge ist das, was wir klassisch Burnout nennen. Die Nebennieren befinden sich etwas oberhalb der Nieren.

Die Nierenübung hilft unserem Nervensystem, sich besser zu regulieren und zu beruhigen und damit eine ungehinderte Cortisolausschüttung zu bremsen.

Ablauf

- *Variante 1:* Legen Sie für zehn Minuten Ihre warmen Hände auf die Nieren und tun Sie nichts, außer vielleicht eine angenehme Musik zu hören oder ein Buch zu lesen. Es sollte nichts Aufregendes sein.

- *Variante 2 (mit Visualisierung):* Legen Sie für zehn Minuten Ihre warmen Hände auf die Nieren, und stellen Sie sich vor, wie sich Ihre Nierchen jetzt in ihre Schalen, in ihre Bettchen kuscheln und sich einfach einmal ausruhen dürfen. Ihre Nierchen kuscheln sich jetzt in ihre Bettchen, ruhen sich aus, lassen jetzt ganz und gar los und dürfen entspannen. Vielleicht gibt es sogar Kuscheldecken, mit denen sich die Nierchen wohlig zudecken können.

Bemerken Sie am Ende der Übung den Unterschied, Sie dürften ruhiger und entspannter sein. Ist dies nicht der Fall, oder im Gegenteil, sind Sie noch aufgeregter als vorher, dann sollten Sie die Übung lassen.

Erdungsübung

Die Erdungsübung sollte, genauso wie die nächste Übung »Der Schutzmantel«, zu Ihrer Morgenroutine gehören. Sie kann im Stehen und Sitzen durchgeführt werden. Die Erdungsübung führt zu mehr Ruhe, Sicherheit und Entspannung, dazu, dass Sie mehr in Ihrem Körper sind. Deshalb ist sie auch bei Angstzuständen zu empfehlen. Sie können die Übung intensivieren, indem Sie tatsächlich in die Natur gehen und die Übung dort vielleicht sogar mit nackten Füßen auf dem warmen Gras der Wiese oder der Erde machen. Ergänzend können Sie auch bewusst einmal einen großen, starken Baum berühren und sich vorstellen, dass Sie dieser Baum sind, während Sie diese Übung machen.

Ablauf:

- Schließen Sie die Augen.
- Setzen oder stellen Sie sich bequem hin, die Füße berühren hüftbreit den Boden. Nehmen Sie zwei, drei tiefe Atemzüge – mit jedem Einatmen wird Ihr Bauch ganz dick und rund, mit jedem Ausatmen zieht er sich zusammen. Mit jedem Einatmen werden Sie ruhiger und entspannter, und mit jedem Ausatmen lassen Sie alle Gedanken, allen Stress, alle Gefühle, alles, was so herumschwirrt, einfach los.

- Nehmen Sie wahr, wie die Erde/der Stuhl, auf dem Sie sitzen, Sie wirklich trägt und Sie ganz und gar loslassen können. Stellen Sie sich vor, wie aus Ihren Füßen Lichtwurzeln tief, tief in die Erde reichen. Ganz starke, tiefe und gleichzeitig ganz flexible und bewegliche Wurzeln, wie bei einem schönen und starken Baum (vielleicht fällt Ihnen ja ein Lieblingsbaum ein).
- Dann nehmen Sie wahr, wie all die nährende, stärkende und wärmende Energie der Erde in Ihre Lichtwurzeln fließt, von da aus in Ihre Füße, Waden, Oberschenkel, in Po, Unterleib, Bauch, Brust, Schultern, Rücken, Arme und Hände, Hals und bis hinein in den Kopf, und Sie vollständig versorgt.
- Wiederholen Sie diese Suggestion mehrfach.

Machen Sie die Übung so lange, wie es für Sie angenehm ist. Wenn Sie genug haben, öffnen Sie Ihre Augen, räkeln und strecken Sie sich und kommen Sie ganz bewusst wieder im Raum an.

Manchen Klienten tut auch folgende Ergänzung gut:

- Stellen Sie sich vor, wie aus dem Bereich unterhalb Ihres Bauchnabels eine dicke goldene Erdungsschnur wächst, tief, tief in die Erde, bis zu einem vorgestellten kristallinen Mittelpunkt der Erde, und Sie dort ganz sicher und fest wie mit einem Ankerhaken verankert. Wiederholen Sie diese Suggestion einmal.

Der Schutzmantel

Die Übung »Der Schutzmantel« dient dazu, sich vor unangenehmen Einflüssen von außen zu schützen, sich besser abzugrenzen und sich sicherer zu fühlen. Sie ist eine klassische Traumastabilisierungsübung. Mein Vorschlag: Machen Sie ihn immer morgens, bevor Sie aus dem Haus gehen!

Der Schutzmantel ist beliebig gestaltbar, ganz so, wie Sie ihn brauchen, um sich sicher und geschützt zu fühlen! Ich stelle Ihnen die klassische Form vor, die beliebig abwandelbar ist, zum Beispiel in eine Ritterrüstung, mit einer Plexiglasscheibe, Reflektorschildern oder Ähnlichem.

Bevor wir mit der Übung beginnen, ist es wichtig, dass Sie mehr über sich und Ihren persönlichen Raum erfahren, denn um den Schutz dieses persönlichen Raumes geht es in der Übung. Was ist der persönliche Raum? Der persönliche Raum ist der Bereich zwischen Ihrer Körpergrenze und der Außenwelt, der nur Ihnen gehören sollte und bei dem Sie entscheiden dürfen, wer ihn betreten darf und wer nicht, zum Beispiel ab und zu Ihr Partner und die Kinder. Er reicht von unserer jeweiligen Körpergrenze 60 bis 90 Zentimeter in den Raum. Das entspricht in etwa einer Armlänge.

Habe ich immer wieder mit Grenzverletzungen zu tun, sollte ich prüfen, wie stabil und sicher dieser persönliche Raum ist, wie nah ich auch unliebsame Menschen an mich heranlasse bzw. wie ich den Raum besser sichern kann. Dafür gibt es diese Übung.

Ablauf:

- Nehmen Sie sich zunächst Zeit, Ihre Arme zu den Seiten und nach vorne auszustrecken, um so erst eine Vorstellung von Ihrem persönlichen Raum zu bekommen. Die Grenze Ihres persönlichen Raumes liegt quasi an den Fingerspitzen. Nun beschränkt sich der persönliche Raum natürlich nicht nur auf die Seiten und nach vorne, sondern geht ebenfalls 60 bis 90 Zentimeter vom Rücken nach hinten, genauso wie von den Füßen in den Boden und vom Kopf nach oben. Stellen Sie sich das einmal vor, dann werden Sie bemerken, dass Sie quasi wie in einem Osterei stehen. Das ist Ihr persönlicher Raum.
- Visualisieren Sie dann, wie Sie um Ihren persönlichen Raum, um Ihr Ei eine 30 Zentimeter dicke goldene Schutzschicht legen. Nehmen Sie sich Zeit dafür, es darf nirgendwo ein Leck geben, die goldene Schutzschicht muss geschlossen sein. Denken Sie auch an Ihren Rücken und den Bereich Ihrer Füße! Haben Sie die Arbeit beendet, dann nehmen Sie sich in einem goldenen Schutzei wahr, welches Sie ganz umschließt.
- Fühlen Sie nun, was das für einen Unterschied ergibt, wie es Ihnen damit geht.

- Probieren Sie dann, über die goldene Schutzschicht eine fünf Zentimeter dicke violettfarbene Schutzschicht zu legen, auch diese muss geschlossen sein. Fühlen Sie wieder, was diese für Sie verändert.
- Prüfen Sie für sich, ob Ihnen die goldene Schutzschicht reicht oder ob die violettfarbene hinzukommen soll. Sie sollten sich in jedem Fall sicherer, ruhiger und geschützter fühlen.

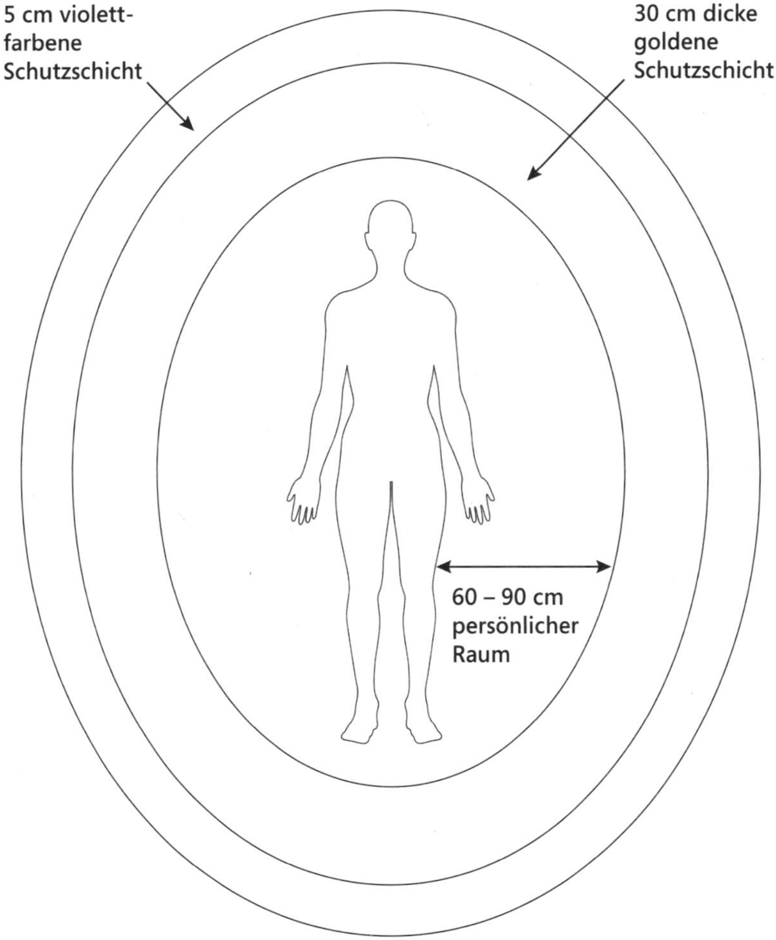

Der sichere Ort

»Der sichere Ort« ist ebenfalls eine klassische Traumastabilisierungsübung. Er ist ein Ort, an dem Sie sich ganz wohl und sicher fühlen können und den Sie jederzeit in Ihrer Vorstellung aufsuchen können. Dabei kann es sich um einen echten oder einen imaginierten, vollständig ausgedachten Ort handeln. Dieser Ort kann ganz realistisch sein oder magisch, ganz wie es Ihnen gefällt.

Ablauf:

- Entscheiden Sie zuallererst, ob Sie Ihren sicheren Ort im Sitzen oder beim Gehen in Ihrem Raum entwerfen wollen. Manchmal ist es besser, den sicheren Ort im ruhigen und meditativen Gehen zu entwerfen, gerade wenn Sie unruhig sind. Dann führt das Gehen zu einer bilateralen Stimulation des Gehirns und damit zu einer besseren Stressverarbeitung. Sie werden ruhiger und haben somit einen besseren Zugang zu den kreativeren Bereichen Ihres Gehirns.
- Stellen Sie sich jetzt den optimalen Ort vor, an dem Sie sich ganz sicher und geborgen, ganz geschützt fühlen. Wenn es einen solchen Ort gäbe, wie würde er aussehen, was gäbe es dort zu sehen, zu riechen, zu hören und zu fühlen? Läge er in der Natur, in den Bergen oder am Meer oder ganz woanders? Sind Sie dort allein oder gibt es dort andere Menschen, Tiere oder gar Engel? Gestalten Sie sich Ihren sicheren Ort mit so vielen Details wie möglich, und nehmen Sie wahr, wie es sich anfühlt, dort zu sein, was es mit Ihnen macht. Ihr sicherer Ort ist dann stimmig, wenn Sie sich ruhiger und geschützter fühlen.

Malen Sie Ihren sicheren Ort oder finden Sie ein Foto, gestalten Sie eine Collage, die Ihren sicheren Ort darstellt oder repräsentiert. So haben Sie einen visuellen Anker. Bringen Sie diesen Anker in einem Bereich Ihrer Wohnung an, zu dem Sie oft unwillkürlich hinschauen, zum Beispiel an einem Spiegel oder am Kühlschrank. Schauen Sie sich Ihren Anker an, und spüren Sie jedes Mal, was für einen positiven Effekt das für Sie hat! Besuchen Sie Ihren sicheren Ort so oft wie möglich, vor allem, wenn es Ihnen relativ gut geht. So haben Sie auch die Möglichkeit, dass er Ihnen später in wirklichen Stresssituationen oder bei Ängsten hilft und Sie beruhigt.

Rechts-links-Klopfübung »Ich bin ruhig und entspannt«

Diese Übung kommt aus dem EMDR und arbeitet mit einer bilateralen Stimulation der Gehirnhälften. Sie ist eine der effektivsten Selbsthilfeübungen, die ich kenne. Sie wirkt bei ca. 80 Prozent der Klienten. Insbesondere bei überbordenden Emotionen wie Angst, Wut, Trauer, aber auch bei Anspannung, Unruhe, Stress und Schmerzen ist sie genial!

Ablauf:

Setzen Sie sich bequem hin. Fangen Sie dann an, wechselseitig Ihre Oberschenkel rechts und links zu klopfen, also zum Beispiel erst mit der linken, flachen Hand auf den linken Oberschenkel und dann mit der rechten, flachen Hand auf den rechten Oberschenkel. Dann fangen Sie wieder an, mit der linken Hand auf den linken Oberschenkel zu klopfen, dann wieder mit der rechten Hand auf den rechten Oberschenkel und so fort. Sie arbeiten also beständig in einem fließenden Wechsel. Eine Hand klopft, dann hebt sie sich wieder, und währenddessen klopft die andere Hand und hebt sich wieder. Dabei sprechen Sie fortwährend laut den Satz: »Ich bin ruhig und entspannt.« Das Ganze machen Sie am Anfang 2–3 Minuten lang. Wenn die Emotion sehr stark ist, dürfen Sie auch mal zehn Minuten klopfen. Die Übung ist mehrfach am Tag durchführbar.

Wenn die Übung funktioniert, dann von Anfang an. Sie bemerken es am Nachlassen Ihrer Muskelanspannung, daran, dass Sie ruhiger werden. Auch bei dieser Übung kann vorher und nachher mit dem Stressbarometer geprüft werden, inwieweit sich der Wert ins Positive verändert hat. Geht die Anspannung während der Übung hoch, dann brechen Sie die Übung bitte sofort ab! Sie ist dann generell nichts für Sie und sollte auch nicht noch einmal probiert werden.

Funktioniert die Übung, dann machen Sie sie ruhig öfters. Fangen Sie am besten bei einem mittleren Anspannungsgrad auf dem Stressbarometer an. Auch hier gilt: Je öfter Sie üben, desto mehr bahnt sich die Übung neuronal so, dass sie schneller funktioniert und abrufbar ist.

Ein Beispiel: Ich sitze in meinem Auto und fahre. Ich bemerke eine Unruhe, dann kann ich natürlich nicht während des Fahrens klopfen. Da ich die Übung aber oft genug gemacht habe, ist sie neuronal so gebahnt, dass es reicht, dass ich an den Zielsatz »Ich bin ruhig und entspannt.« denke. Und schon beginnt mein Gehirn mit der bilateralen Verarbeitung und ich werde ruhiger und regulierter. Die Übung hat darüber hinaus den Vorteil, dass sie jederzeit auf der Toilette, im Flugzeug oder in der Bahn durchgeführt werden kann, ohne dass es groß auffällt.

Kampf-Flucht-Wut-Übung

Diese Übung sollten Sie versuchen, wenn Sie stark angespannt sind.

Zum Hintergrund: Unser Nervensystem ist archaisch organisiert. Es reagiert auf Bedrohung mit Kampf, Flucht oder Immobilisierung. Letzteres ist logischerweise nicht unser Ziel. Unser Ziel ist herauszufinden, was unser Körper/Nervensystem am liebsten machen würde, wenn alles erlaubt wäre und keine moralischen oder sonstigen Wertvorstellungen herrschen würden.

Ein Beispiel: Ich sollte mich hinsetzen und den morgigen Unterricht vorbereiten. Ich spüre eine starke Abwehr dagegen. Ich bin gestresst, meine Muskeln sind angespannt, und ich bin unruhig. Dann kann ich mich fragen, was für ein Bewegungsimpuls jetzt da wäre, was mein Körper am liebsten machen würde, zum Beispiel wegrennen. Wenn dem so ist, stelle ich mir genau das vor. Das heißt, ich stelle mir so muskulär wie möglich vor, wie ich wegrenne, und nehme auch wahr, ob ich jogge oder sogar einen Sprint hinlege. Ich stelle mir das so lange vor, wie der Bewegungsimpuls in meinen Muskeln spürbar ist. Die Übung hat dann funktioniert, wenn ich tatsächlich ruhiger bin und meine Muskeln lockerer sind und ich nun ganz in Ruhe sitzen kann.

Ablauf:

- Orientieren Sie sich mit Ihrem Stressbarometer: Auf welchem Level der Skala stehen Sie?
- Spüren Sie dann die Anspannung in Ihrem Körper. Wo sitzt sie – im ganzen Körper oder nur in den Beinen oder Waden oder vielleicht sogar in den Armen? Stellen Sie fest, welcher Bewegungsimpuls unter Ihrer Anspannung steckt, und vollenden Sie ihn durch eine konzentrierte Vorstellung: Rennen Sie um Ihr Leben oder joggen Sie gemächlich davon.
- Wenn Sie Wut spüren: Was würde die Wut am liebsten machen – das ganze Zimmer zerlegen, brüllen wie ein Löwe, Feuer speien wie ein Drache? Stellen Sie es sich so genau wie möglich vor und spüren Sie Ihre Kraft! Auch Schlagen ist in der Vorstellung erlaubt, aber nie im echten Leben!

Wenn es Ihnen schwerfällt, Ihre Bewegungsimpulse zu spüren, dann fragen Sie sich Folgendes:

- Wenn ich ein Tier wäre mit dieser Anspannung, welches Tier wäre ich dann? Und was würde dieses Tier mit dieser Anspannung machen? Würde es zubeißen (zum Beispiel bei Anspannung im Kiefer), und, wenn ja, wie genau würde es das tun? Würde dieses Tier wegrennen oder wegspringen, würde es angreifen und mit seinen Tatzen zuschlagen etc.?
- Hören Sie auf Ihren ersten Impuls. Und dann stellen Sie sich vor, dass Sie dieses Tier sind und diesem Bewegungsimpuls nachgeben und ihn vollenden. Sie können sich das vorstellen, können aber auch in »echt« zutatzen oder zubeißen.

Spüren Sie jetzt nach, wie Sie sich fühlen. Sind Sie ruhiger und entspannter? Gab es Entladungszeichen wie Gähnen, einen tieferen Atemzug oder Aufstoßen? Checken Sie Ihr Stressbarometer! Hat die Übung funktioniert, müssten Sie sich wenigstens um ein bis zwei Punkte verbessert haben.

Die Kampf-Flucht-Wut-Übung funktioniert nur dann, wenn Sie sich auf Ihre Kraft konzentrieren und langsam agieren. Es geht nicht darum auszurasten, denn das kann Ihr Nervensystem wieder nicht verarbeiten.

Verspüren Sie zum Beispiel den Impuls, auf einen Boxsack einzuschlagen, dann machen Sie das in der Vorstellung langsam (!) und mit Kraft. Das kann Ihr Nervensystem verarbeiten!

Pendelübung

Die Übung ist gut durchführbar, wenn es einen Teilbereich Ihres Körpers gibt, in dem es sich unangenehm anfühlt, zum Beispiel schmerzhaft, eng, kalt, angespannt oder extrem unruhig. Um die Übung durchzuführen, braucht es auch einen angenehmen Bereich im Körper, zum Beispiel entspannte Oberschenkel, warme Hände, entspannte Füße, kraftvolle Hände etc. Die Übung funktioniert also nur, wenn es wenigstens einen kleinen ressourcenvollen, positiven Zustand im Körper gibt.

Ziel ist es, den negativen Zustand zu regulieren und in einen positiveren umzuwandeln!

Ablauf:

- Sie bemerken den negativen Zustand Ihres Körpers, zum Beispiel einen angespannten Nacken, kalte Hände, einen unruhigen Bauch etc. Wählen Sie einen Einzelnen aus.
- Gehen Sie Ihren Körper durch, und nehmen Sie wahr, ob es auch einen guten Ort im Körper gibt, der angenehm ruhig oder entspannt oder warm oder kraftvoll oder weit ist.
- Nehmen Sie sich Zeit, mit Ihrer Aufmerksamkeit so konzentriert wie möglich den positiven Zustand, zum Beispiel die Entspannung in den Oberschenkeln, wahrzunehmen. Spüren Sie sie ganz und gar, seien Sie ganz präsent!

- Pendeln Sie nun in den unangenehmen Bereich Ihres Körpers und spüren Sie diesen ganz und gar. Achten Sie darauf, dass Sie mit Ihrer Aufmerksamkeit immer etwas länger in dem positiven Zustand verweilen und etwas kürzer im negativen!
- Wechseln Sie nun wieder mit Ihrer vollen Aufmerksamkeit ausschließlich in den positiven Bereich Ihres Körpers und spüren Sie diesen.
- Pendeln Sie nun wieder mit Ihrer vollen Aufmerksamkeit ausschließlich in den unangenehmen Bereich Ihres Körpers und spüren Sie diesen. Seien Sie aufmerksam und neugierig, was sich verändert.
- Führen Sie in dieser Art und Weise bis zu fünf Pendelzüge durch.
- Spüren Sie nun, wie Sie sich fühlen und wie sich Ihr Problembereich jetzt anfühlt. Hat sich etwas verändert? Ist es dort entspannter oder ruhiger oder hat der Schmerz nachgelassen?

Der Tresor

Der Tresor eignet sich als Zwischenlager, um unliebsame Bilder, Gedanken und Gefühle abzulegen, also Dinge, die Sie zu sehr belasten und zu denen Sie keine innere Distanz finden. Damit ist er auch sehr gut für Flashback-Bilder geeignet, also Bilder aus der Traumatisierung, die Sie stark belasten, die immer wiederkehren und zu denen Sie keine angemessene Distanz finden.

Den Tresor können Sie allein oder zusammen mit einem Freund machen, der Sie begleitet und Ihnen hilft, die folgenden Schritte zu gehen.

Ablauf:

- Welches Bild, welcher Gedanke oder welches Gefühl belastet Sie stark? Wählen Sie aus.
- Überlegen Sie dann, wie ein effektives, sicheres und stabiles Zwischenlager für diesen Gedanken, das Gefühl oder Bild für Sie aussehen könnte. Wäre es tatsächlich ein Tresor aus Stahl oder eher eine Holzkiste oder ein Bunker oder Ähnliches? Lassen Sie Ihrer Fantasie freien Lauf!

- Wo soll dieser Tresor, die Holzkiste gelagert werden? Es sollte ein Ort sein, der weit genug von Ihrem Lebensmittelpunkt weg ist, sodass Sie wirklich das Gefühl einer sicheren und weiten Entfernung haben, das kann am Ende der Stadt sein, in einem anderen Land, im Meer versenkt, auf einem anderen Planeten etc.
- Was wäre das geeignete Speichermedium für Ihre unliebsamen Gefühle, Bilder oder Gedanken? Wäre es eine CD, ein Stick oder schreiben Sie das Problem handschriftlich auf ein Stück Papier oder in den PC und drucken es dann aus?
- Überlegen Sie sich nun die Zwischenschritte:
  - Wo bekommen Sie den Stick her, wo speichern Sie, müssen Sie erst nach Hause fahren?
  - Wo kaufen oder zimmern Sie sich den Tresor?
  - Wie kommen Sie zu dem Ort, an dem der Tresor zwischengelagert werden soll? Beispiele: mit dem Flughafen, dem Schiff, dem Fahrrad, mit der U-Bahn, dem Auto etc.
- Beginnen Sie nun, alles, was Sie im Detail vorgeplant haben, wie in einer realen Geschichte zu erzählen – entweder sich selbst oder Ihrem Begleiter. Erzählen Sie, wie Sie genau vorgehen, und zwar so, als ob Sie es jetzt wirklich tun. Sprechen Sie ausschließlich im Präsens und arbeiten Sie auch hier genau!
- Sie oder Ihr Begleiter fragen sich nun, wie es Ihnen geht. Wie fühlen Sie sich, wenn Sie jetzt an das belastende Problem denken?

Im besten Fall, fühlen Sie sich ruhiger und entspannter und spüren einen deutlichen Abstand zum Problem, als ob es weiter weg ist.

Beispiel:

»Ich gehe in mein Büro. Dort setze ich mich an den Computer und schreibe das Problem mit dem Jugendlichen und die Angst, die ich vor ihm habe, auf. Ich speichere den Text auf meinen Stick, stecke ihn in meine Tasche und verlasse mein Büro. Ich gehe die Treppe hinunter, zu meinem Auto. Ich steige ein und fahre zum Baumarkt [hier bitte wirklich die Straßen sehen, die Sie abfahren!]. Ich schaue mich dort um und entdecke eine Holzkiste mit einem Metallschloss. Ich kaufe die Kiste und stecke dort meinen Stick rein. Dann steige ich wieder in mein Auto und fahre an die Ostsee [wieder genau die Strecke vorstellen]. Ich kenne dort einen ganz bestimmten Leuchtturm. Hier möchte ich meine Kiste versenken. Ich steige aus, spüre den Wind, sehe die Wellen. Dann nehme ich das kleine Ruderboot und fahre ein Stück raus, genau an die Stelle, wo der Leuchtturm steht. Ich versenke die Kiste im Meer. Es ist schon sehr tief dort, so an die 20 Meter. Meine Kiste mit dem Stick sinkt auf den Meeresgrund. Ich sehe ihr hinterher. Dann fahre ich mit dem Boot zum Strand zurück, steige in mein Auto und fahre wieder ins Büro [genau die ganze Strecke vorstellen]. Ich setze mich an meinem Schreibtisch.«

> Damit die Übung »Der Tresor« funktioniert, muss man präzise arbeiten! Für das Gehirn ist die präzise, im Präsens gehaltene Beschreibung so, als ob man das, was man beschreibt, gerade tatsächlich tut.

Nur deshalb wirkt die Übung. Und genau deshalb ist Ihre genaue Vorstellung und Formulierung so wichtig!

Die Sonnendusche

»Die Sonnendusche« ist eine Reinigungsübung. Sie können Sie sehr gut am Abend machen oder wenn Sie tatsächlich unter der Dusche stehen. Sie hilft Ihnen, all das wieder loszulassen, was Sie nicht gerne bei sich haben wollen, vielleicht sogar von anderen aufgenommen haben. Sie hilft Ihnen immer dann, wenn Sie sich energetisch verschmutzt fühlen.

Ablauf:

- Visualisieren Sie eine strahlend helle Sonne eine Handbreit über Ihrem Kopf. Lassen Sie sie strahlen und leuchten, so hell und schön es geht. Dann visualisieren Sie, wie aus der Sonne strahlend helle und leuchtende Reinigungstropfen in Ihren Körper fließen, und stellen Sie sich vor, wie diese Tropfen alles Negative, das Sie am Tag aufgenommen haben, einfach herauswaschen.

- Unterstützen Sie das mit Ihrer Atmung! Mit jedem Einatmen atmen Sie aus der Sonne die reinigenden Tropfen in Ihren Körper, bis hin zu Ihren Füßen, mit jedem Ausatmen lassen Sie alles aus den Füßen abfließen, das sich löst. Dabei können Sie sich vorstellen, dass alles Negative, sobald es in die Erde fließt, sich in Licht und Liebe verwandelt.
- Alternativ können Sie sich auch einen Wasserfall aus kristallklarem Wasser vorstellen.

Das innere Kind versorgen

Die Arbeit mit dem inneren Kind ist Ihnen sicher ein Begriff, darüber gibt es mittlerweile viele Ratgeber. Innere-Kind-Anteile sind jüngere Anteile von uns – Anteile, die als Baby, Kind oder Jugendliche verletzt oder traumatisiert wurden und in dem entsprechenden Lebensalter stecken geblieben sind.

Innere-Kind-Arbeit kann viel Heilung bringen. Denn indem ich mein inneres, zum Beispiel dreijähriges Kind rette und nachversorge, kann es heil werden. Damit werde ich als Erwachsene ebenfalls heiler und ganzer. Ich habe dann, da mein Kind nicht mehr abgespalten ist, sondern nun zu mir gehört, alle Fähigkeiten dieses Kindes zur Verfügung, und vor allem verhalte ich mich in bestimmten Lebenssituationen wieder wie die Erwachsene und nicht wie das dreijährige Kind.

Sie werden mir zustimmen: Wenn zwei Erwachsene sich streiten und bei beiden unbewusst die inneren Kinder streiten, kann nichts Gutes herauskommen. Denn dann mischen sich in das aktuelle Thema immer die alten Verletzungen aus der Kindheit, und man agiert nicht mehr so, als ob der Ehemann oder die Ehefrau mit einem streiten, sondern sieht beispielweise unbewusst den eigenen Vater vor sich, und alles ist auf einmal genauso schlimm und ausweglos wie damals.

Wenn in aktuellen Situationen überbordende Gefühle eine Rolle spielen – wie in Beziehungen häufig der Fall –, dann sind das nie nur die jetzigen Gefühle, sondern es mischen sich immer alte Gefühle aus jüngeren Lebensaltern drunter. Das können das Baby sein oder das fünfjährige Kind oder die 13-jährige Pubertierende, aber durchaus auch mal jüngere Erwachsenenanteile.

Da eine wirklich tiefe Innere-Kind-Arbeit nicht immer so einfach ist, wie sie manchmal dargestellt wird, sondern oft der kompetenten Anleitung durch eine Therapeutin bedarf, möchte ich Ihnen hier eine wirklich machbare kurze Übung zeigen, die eine umfangreichere Innere-Kind-Arbeit nicht ersetzt, aber Sie aus schwierigen Situationen herausholen kann, in denen Sie nur noch als das Kind fungieren. Diese Übung können Sie immer dann durchführen, wenn Sie bemerken, dass Gefühle Sie überfluten, Sie nicht mehr als Erwachsener agieren, sondern nur noch völlig aufgelöst sind und bemerken, dass Sie die Situation nicht mehr steuern oder stoppen können.

Mögliche Beispiele für den Einsatz dieser Übung sind: Sie werden von Ängsten überrollt. Sie sind tieftraurig und wissen nicht warum. Sie streiten sich mit Ihrem Partner und fühlen sich nicht mehr handlungsfähig, nur noch klein und verletzt. Sie erleben starke Scham, die mit dem Jetzt nichts zu tun hat, etc.

Ablauf:

- Falls Sie nicht allein sind, ziehen Sie sich aus der schwierigen Situation zurück. Dazu reicht es, auf die Toilette oder in ein anderes Zimmer oder an die frische Luft zu gehen.
- Fragen Sie sich: »Wie alt ist der Anteil, der sich so fühlt?« (also der Teil, der diese Angst, Trauer, Scham hat, etc.).
- Hören Sie auf die erste Antwort, die kommt, und glauben Sie ihr.
- Was braucht dieser Anteil, damit es ihm besser geht? Also, was braucht zum Beispiel die Dreijährige, damit es ihr besser geht?

- Hören Sie nach innen auf die Antwort (zum Beispiel Liebe, Zuwendung, einen Arm, Verständnis etc.).
- Fragen Sie sich: Wie kann ich dem Anteil das geben? (zum Beispiel: Kann ich das kleine Kind in den Arm nehmen oder kann ich sagen, ich verstehe dich, oder braucht es ein Kuscheltier, eine Süßigkeit, würde ein Kakao oder Lieblingsessen das Kind trösten?).
- Geben Sie dem inneren Kind das, was es braucht.
- Erspüren Sie: Wie fühlen Sie sich jetzt?

Schon mit der Frage »Wie alt ist der Anteil, der sich so fühlt?« kommen Sie automatisch wieder in die Erwachsenenposition und werden handlungsfähig. Indem Sie dem Anteil das geben, was er braucht, heilen Sie den Anteil und sich selbst gleich mit, denn dieser gehört ja zu Ihnen.

Modifikation:

- Wenn Sie bemerken, dass Sie sich nicht in der Lage fühlen, Ihrem Kind- oder Jüngeren-Erwachsenen-Anteil das zu geben, was er braucht, dann fragen Sie sich, wer das stattdessen tun könnte. Gäbe es eine gute Freundin, die sich um das Kind kümmert, gäbe es einen oder mehrere Engel oder die Gottesmutter Maria, die sich um den Anteil kümmern könnten, oder gäbe es gar Haustiere oder Fabelwesen oder die Oma, Tante, Nachbarin, eine gute Lehrerin etc.?
- Versorgen Sie Ihren Anteil mit diesen Menschen und Wesen nach, so gut es geht. Es dürfen auch mehrere sein, die sich um ihn kümmern.
- Wenn Sie bemerken, dass es dem Anteil besser geht – er sieht vielleicht ruhiger oder geborgen im Kreis der Engel aus oder die Oma hat ihn im Arm –, dann nehmen Sie sich Zeit zu spüren, wie es Ihnen geht.

Wenn die Übung für Sie funktioniert, dann bemerken Sie, dass Sie ruhiger und regulierter werden, dass Sie sich gehalten und getröstet fühlen, dass Sie weniger Angst haben oder traurig sind. Sie fühlen sich wieder mehr als Erwachsener und handeln dementsprechend.

Die Angst als Lagerfeuer

Wie Sie vielleicht gerade selbst erfahren, hat Retraumatisierung immer mit Angst zu tun. Einige Übungen zum Umgang mit Angst habe ich Ihnen schon gezeigt. Sie wissen auch schon, dass hinter Angst eine hohe sympathische Erregung steckt und dass Angstzustände mit der Zeit gehen, wenn Sie traumatherapeutisch an sich arbeiten. Trotzdem wird Angst vielleicht noch eine Zeit lang Ihr Thema sein. Vielleicht haben Sie auch manchmal Angst vor der Angst. Deshalb möchte ich Sie hier mit einer kleinen Übung zu einer neuen Sichtweise auf die Angst einladen. Probieren Sie die Übung, wenn Sie in Angst kommen und denken, Sie würden diese nicht aushalten.

Ablauf:

- Stellen Sie sich die Angst wie ein brennendes Lagerfeuer vor, mit dem Wissen, dass jedes Lagerfeuer von allein wieder abbrennt, wenn man es lässt. Machen Sie sich klar, dass die Angst nur ein Gefühl ist, so wie Liebe oder Traurigkeit auch.
- Versuchen Sie, dieses Gefühl so deutlich wie möglich zu spüren, ohne es zu bewerten.
- Machen Sie sich klar: Je mehr Sie es schaffen, mit der Aufmerksamkeit bei dem Gefühl zu bleiben, und zwar ohne Angstgedanken (!), desto schneller kann Ihr Lagerfeuer wieder abbrennen und damit die Angst aufhören. Machen Sie sich klar, dass Angstgedanken wie »Das schaffe ich nicht« oder »Dann muss ich wieder in die Klinik« wie Holzscheite sind, mit denen Sie Ihr Lagerfeuer am Brennen halten und befeuern, sodass es über Stunden und Tage weiterbrennen kann.

- Üben Sie! Immer wieder. Und wenn die Angstgedanken kommen, sagen Sie »Stopp!«, und spüren Sie das Gefühl, die Angst, mit dem Wissen, dass es nur ein Gefühl ist und aufhören wird, wenn Sie es genug durchgespürt haben.

Funktioniert die Übung, werden Sie danach weniger Angst verspüren. Im besten Fall hat die Angst aufgehört. Machen Sie die Übung öfters, können Sie Ihre »Angst vor der Angst« verlieren.

Die Übung »Die Angst als Lagerfeuer« ist gewissermaßen ein Paradox: Einerseits kann traumatisch bedingte Angst nicht allein (ohne traumatherapeutische Begleitung) gefühlt werden, da sie zu überwältigend ist. Andererseits muss jeder Betroffene lernen, seine Angst zu fühlen und sie anders zu bewerten.

Klein, aber oho: Mikroübungen zur Selbstregulation

Autonomic Rebalancing with Tongue Movements (ARTm) – die Zunge bewegen für das innere Gleichgewicht

ARTm wurde von dem klinischen Psychologen Maarten Aalberse[24] begründet. Ich durfte letztes Jahr ein Seminar bei Maarten über die Polyvagaltheorie belegen und war begeistert über die Einfachheit und Effizienz der von ihm entwickelten Zungenbewegungen zur Lösung von emotionalem und körperlichem Stress und Anspannung. Den theoretischen Hintergrund für die Wirksamkeit der Zungenbewegungen bietet die bilaterale Stimulation der beiden Gehirnhälften durch die wechselseitige Bewegung der Zungenspitze, ähnlich wie im EMDR die Augenbewegungen. Durch die Zungenbewegungen stimuliert man den ventralen Vagus, der zum Parasympathikus gehört. Der ventrale Vagus ist mit einer Vielzahl von Hirnnerven verbunden, die Herz, Lunge, Augen,

Ohren, Kiefer, Zunge und Mund steuern. Das Stimulieren eines Bestandteils dieses »Systems«, nämlich der Zunge, führt zu einer verbesserten neuronalen Regulierung des gesamten Systems.

Ablauf:

- *Variante 1:* Bewegen Sie Ihre Zungenspitze am oberen Gaumen von links nach rechts und wiederum von rechts nach links. Der Mund ist dabei geschlossen. Fahren Sie so einige Minuten fort. Druck und Rhythmus der Zunge am Gaumen sollten für Sie angenehm sein. Bemerken Sie, was diese Übung mit Ihnen macht. Wie fühlen sich Ihr Kiefer, Ihr Kopf, Ihre Nackenmuskulatur an, wie Ihr Gesicht? Fühlen Sie mehr Ruhe, Entspannung und Ausgeglichenheit? Fühlt sich Ihr Gesicht lebendiger an? Lässt die Anspannung im Kiefer nach?
- *Variante 2:* Die Lippen sind leicht geschlossen. Bewegen Sie Ihre Zunge nun ellipsenförmig innen an den Lippen entlang. Fahren Sie auf diese Art und Weise mit Ihrer Zunge Ober- und Unterlippe ab, aber nur innen. Druck und Geschwindigkeit variieren Sie wieder nach eigenem Ermessen. Ich selbst würde die Bewegung eher langsam gestalten. Machen Sie das einige Minuten, und bemerken Sie die positive Veränderung, ähnlich der von Variante 1.

Probieren Sie aus, welche Variante für Sie stimmiger ist, welche am deutlichsten etwas bei Ihnen bewirkt. Tut Ihnen die Übung gut, können Sie diese mehrmals am Tag machen.

> Achtung: Bei bekanntem oralem sexuellem Missbrauch oder bei Traumata, die in irgendeiner Form mit dem Mund zu tun haben (beispielsweise Zahnarzt oder Kiefer-OP) sollte die Übung nicht durchgeführt werden, sie könnte sonst ein Trigger sein!

Die Sich-selbst-Halteübung

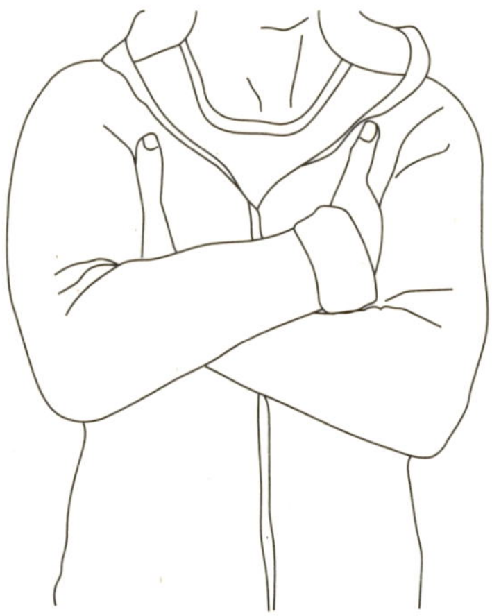

Diese Übung können Sie gut anwenden, wenn Sie das Gefühl haben, keinen sicheren Halt mehr zu finden, vielleicht sogar zu zerfließen oder grenzenlos zu sein. Darüber hinaus wirkt die Übung beruhigend und stabilisierend.

Ablauf:

- Fassen Sie mit beiden Händen unter Ihre Achseln. Ihre Arme sind dabei überkreuzt.
- Halten Sie sich auf diese Art und Weise einige Minuten.
- Spüren Sie, was diese Übung mit Ihnen macht.
- *Variante:* Engt Sie die Übung zu sehr ein, dürfen Sie auch eine Hand statt unter die Achsel auf den jeweiligen Oberarm legen. Das gibt ebenfalls Halt.

Funktioniert die Übung für Sie, dürften Sie sich ruhiger und sicherer fühlen und besser Ihre eigenen Grenzen spüren.

Teil IV – (Re-)Traumatisierung als Tor zum Aufwachen

Kapitel 11
Spiritualität: Chance oder Flucht?

Menschen, die mit Traumata zu kämpfen haben, versuchen oft alles, um einen Weg zu finden, der sie aus diesem Trauma herausführt, gerade dann, wenn sie die Erfahrung gemacht haben, dass alle Psychotherapieversuche bis dato nutzlos waren. (Warum »normale« Psychotherapie bei Trauma nicht greift, habe ich bereits erklärt.) Viele begeben sich dann auf eine spirituelle Suche und erhoffen sich hier Heilung. Das kann sinnvoll und nützlich sein und eine wertvolle Ressource bilden, aber nur dann, wenn die Spiritualität nicht als Erlösung für die erlittenen Traumata angesehen wird.

Ich persönlich freue mich über jeden spirituellen Klienten in meiner Praxis, gerade weil ich dann mehr Optionen habe und selbst spiritueller arbeiten kann und weil der Klient eine wichtige Ressource mitbringt, die ich bewusst im traumatherapeutischen Prozess mit einsetzen kann. Meine Erfahrung zeigt mir, dass viele ganz normale Menschen »spirituell« sind, an etwas glauben. Mit ihnen lässt sich gut arbeiten. Es sind meist Menschen, die ganz normal im Leben stehen oder standen und die sich gar nicht als besonders spirituell bezeichnen würden.

Schwierig wird es bei den Menschen, die kommen und das Spirituelle und das, was sie in diesem Bereich bisher getan haben, ganz in den Vordergrund stellen. Denn diese Menschen müssen oft schmerzlich erleben, dass ihre bisherige spirituelle Arbeit mit allen möglichen Methoden, die es so auf dem Markt gibt, kein Trauma gelöst hat, denn das kann diese Arbeit nicht! Das ist oft ein harter, aber auch heilsamer Aufschlag in der Realität, auf dem Boden der Tatsachen. Denn dann gilt es: »Back to the basics« und ganz normal traumatherapeutisch an sich arbeiten – und das vielleicht etliche Monate oder Jahre. Das ist anstrengend und kostet Geld und ist jenseits des schönen Scheins und aller Erlösung.

So erlebe ich es immer wieder, dass gerade spirituelle Menschen quasi aus allen Wolken fallen, wenn ich in einem Vortrag über Trauma und das Nervensystem berichte und sie begreifen, dass sie traumatisiert sind und dass diese Traumatisierung nur durch Traumatherapie lösbar ist. Ich erinnere ich mich an einen Vortrag, zu dem ich von einem spirituellen Veranstalter eingeladen wurde. Die Menschen standen danach bei mir Schlange, um auf die Warteliste für die Traumatherapie zu kommen – und das nur deshalb, weil sie sich gesehen fühlten, sich in meinen Beschreibungen erkannten. Und weil sie sehen konnten, dass ihre spirituelle Suche sie zwar sehr wohl weitergebracht, aber eben kein Trauma gelöst hatte.

So wie ich in Alkohol, Beziehungen, Drogen, Sport oder viel Arbeit flüchten kann, um mich nicht zu spüren, kann ich auch ins Spirituelle, ins Metaphysische flüchten. In jedem Fall mache ich mich in meinem Leben nur dann auf die spirituelle Suche, wenn mir etwas fehlt, wenn etwas nicht so ist, wie es sein sollte in meinem Leben, meinem Empfinden, meinem Sein.

Die spirituelle Suche ist nicht daran gekoppelt, ob jemand eine glückliche oder unglückliche Kindheit hatte. Und trotzdem behaupte ich: Wenn ich in meiner Kindheit nicht beschädigt wurde, sondern eine schöne und harmonische Kindheit hatte, ist der Anreiz, auf die spirituelle Suche zu gehen, nicht so groß wie bei einer Kindheit, in der eine Traumatisierung stattgefunden hat. Deshalb haben viele spirituell Suchenden tatsächlich ein Trauma in der Kindheit erlebt, auch wenn ihnen das oft nicht klar ist – eben weil viele Traumata im ersten Moment nicht offensichtlich sind und als solche angesehen werden.

Unter dem Oberbegriff der Spiritualität (von lat. *spiritus* = Geist, bildungssprachlich auch Geistigkeit, inneres Leben) verbergen sich ja vom Christentum über Buddhismus bis zu Esoterik im Allgemeinen die unterschiedlichsten Wege. Ihnen gemeinsam ist die Sinnsuche des Einzelnen, seine Sehnsucht nach dem Transzendenten, nach etwas Größerem und Übergeordnetem und eben auch nach Erlösung bis hin zu Erleuchtung und Einswerdung. Gerade traumatisierte Menschen suchen nach dieser Erlösung, im Sinne von »Mögen doch diese anstrengenden Gefühle und dieses Trauma endlich aufhören«. Doch das ist eine Illusion, denn das erfüllt kein spiritueller Weg. Ich werde nicht von meinen traumatischen Gefühlen erlöst, indem ich aufwache, sondern ich kann erst aufwachen, wenn – und das beschreiben die nachfolgenden Kapitel – viel Traumamaterial weggeräumt wurde und ich vernünftig an mir gearbeitet habe. In diesem »realistischen« Kontext dürfen Sie gerne Ihrer Sehnsucht folgen. Denn diese führt Sie zu Ihrem wahren Sein, zu Ihrer wahren Essenz, und um die geht es ja auch in der Traumatherapie – darum, Ihre wahre Essenz mehr und mehr zum Leuchten zu bringen.

Das, was früher Erleuchtung genannt wurde und heute »Aufwachen« heißt, ist eine Bewegung, eine Richtung der spirituellen Suche, die immer mehr an Bedeutung gewinnt, gerade bei jungen und gebildeten Leuten. Es ist so, als ob es bei vielen Menschen ein inneres Wissen gäbe, dass es noch mehr geben muss als die materielle Welt, die wir wahrnehmen, als ob es ein Wissen gäbe, dass es eine innere Heimat, ein Zuhause gibt, welches sich ganz anders anfühlt als das Jetzt. Ein Zuhause, in dem Stille, Frieden und Liebe herrschen. In dem lichtvolles »einfach Sein« die Normalität ist. Dieses Zuhause gibt es tatsächlich. Es lässt sich in uns finden. Es ist unsere ursprünglichste Natur, unser wahrer Kern. Wir nennen es das »aufgewachte Sein« oder auch »Aufwachen«.

Kapitel 12
Was bedeutet Aufwachen?

Beim Aufwachen geht es letztendlich um das Erreichen eines dauerhaften Zustands von Liebe und Frieden, jenseits aller äußeren Gegebenheiten, eines Zustands von »heiterer Gelassenheit«[25], wie der aufgewachte spirituelle Lehrer und Psychotherapeut Christian Meyer es nennt. Seit vielen Jahrtausenden sind Menschen auf der Suche nach diesem inneren Glück. Egal, wie man es nennt – Erleuchtung, Selbstverwirklichung, Aufwachen oder Einswerden mit Gott: Es geht um eine radikale innere Transformation. Die Sehnsucht des Menschen nach einer solchen Transformation ist groß.[26] Aktuell scheint es mehr und mehr Menschen möglich zu sein aufzuwachen. Die Zahl derer, die dies erfahren, nimmt zu.

Um möglichst plastisch zu erklären, was Aufwachen wirklich ist, habe ich Maria (Name geändert), eine ehemalige Klientin von mir, gebeten, es Ihnen zu beschreiben. Maria wachte auf, nachdem wir ihre Traumata durchgearbeitet hatten. Sie kam mit einer komplexen Traumatisierung zu mir. Diese äußerte sich in starker Erschöpfung, Arbeitsunfähigkeit, Depressionen und Angstzuständen.

Maria erzählt: »Durch die Traumatherapie und die SE-Übungen hat sich bei mir das »Window of Tolerance« [Toleranzfenster] geweitet. Das bedeutet, dass ich selbst in Situationen, die mich vorher getriggert haben und in denen ich dissoziiert habe, im Hier und Jetzt bleibe. Das Nervensystem hat sich beruhigt und die Selbstregulation ist stärker geworden. Es gibt keine Panikattacken mehr. An die Stelle der Angst ist eine gesunde Neugier auf das Leben getreten. Das Vermeidungsverhalten verschwand, genauso wie die Depressionen. Es gibt keine Albträume mehr, und die Erschöpfung hat wesentlich nachgelassen.

Parallel ließ ich mich von der spirituellen Lehrerin, Ärztin und Psychoanalytikerin Christiane Michelberger begleiten. Sie lehrt einen buddhistischen Weg nach dem Modell der zehn Fesseln. Durch die Kombination von Somatic Experiencing® und der Arbeit mit Christiane konnte ich aufwachen.

Aufwachen bedeutet für mich, zu erkennen, was gedankliche Interpretationen sind und was wirklich sinnlich erlebt wird. Was wird dem sinnlichen Erleben (sehen, riechen, hören, schmecken, empfinden) gedanklich hinzugefügt, und was ist wirklich jetzt, hier, vorhanden? Nach und nach wird klar: Außer Erleben gibt es nichts. Kein Moment kann anders sein, als er gerade ist. Gedankliche Interpretationen werden erkannt und lösen sich auf. Es gibt kein »Hängen« an gedanklichen Geschichten mehr. Keine »innere Beteiligung« mehr. Alles wird weit, klar, offen. Wenn der Geist nicht mehr mit der Vergangenheit oder Zukunft beschäftigt ist, wenn Vergangenheit und Zukunft an Wichtigkeit verlieren, wird Leben einfach das, was es ist und immer war – Leben. Ruhe, Gelassenheit, Gleichmut und Akzeptanz entstehen ganz natürlich. Es gibt kein Zerren am Erleben mehr.

Die »Suche nach« hört vollständig auf.

Gleichzeitig fühle ich mich sehr viel lebendiger. Es ist, als ob das Leben sich jetzt frei entfalten kann. Die Welt wird aus einer ganz anderen Perspektive erlebt. Das Persönliche fällt weg. Was jetzt da ist, ist eine tiefe Freude, die von nichts abhängt. Tiefes Mitgefühl und Liebe, die vollkommen unabhängig vom äußeren Geschehen sind. Ein tiefes Vertrauen ins Leben. Es gibt körperliche Empfindungen, die sehr unangenehm sein können, und auch das ist okay. Die Intuition wird stärker, und es gibt kaum noch eine Möglichkeit, ihr nicht zu folgen. Aufwachen bedeutet für mich nicht, ständig in einem »blissigen« (glückseligen) Zustand zu sein. Diese »Blisszustände« sind vorübergehende Phänomene. Und das Hängen daran erzeugt nur Leid. Es ist, als ob nach und nach alles Unbewusste ins Licht des Bewusstseins kommt und dort verbrannt wird. Wenn das geschieht – und auch das ist nicht immer angenehm –, wenn das, was unbewusst war, plötzlich bewusst wird, weiß ich genau, ich kann all das sehen, halten und verbrennen lassen. Und danach fühle ich mich wieder etwas klarer und innerlich reiner. Diese innere Klarheit bewirkt, dass all die alten Verhaltensmuster wegfallen. Ich kann klarer »Nein« und klarer »Ja« sagen.

Es gibt verschiedene Wege, um »aufzuwachen«. Dazu zählen Meditation, todesähnliche und auch Nahtoderfahrungen und bestimmte Formen der Sexualität. Ein Weg wurde bisher viel zu wenig beachtet: Trauma! Trauma kann ein mögliches Tor zum Aufwachen sein.

Wie ist das möglich? Beschäftigen wir uns mit den Voraussetzungen für das Aufwachen, dann fällt auf, dass eine der wesentlichen Voraussetzungen verkörperte Lebendigkeit ist. Das heißt, nur wenn ich vollständig lebendig, in meinem Leib verkörpert bin, kann ich durch tiefere Seinszustände wie Stille, Liebe und Frieden oder eben das Aufwachen als solches beschenkt werden. Wie erreiche ich nun diese Lebendigkeit?

Kapitel 13
Verkörperte Lebendigkeit durch Somatic Experiencing®

Für mich ist dafür auch hier Somatic Experiencing® als körperorientierte Form der Traumaverarbeitung die Methode schlechthin. Denn, wie Sie schon wissen, erfährt der Betroffene im Somatic Experiencing® seinen Körper immer mehr als sicheren Ort und als zuverlässigen Partner. Er erfährt, dass er sich und seinen Körperreaktionen trauen kann! Und dass der Körper von allein seinen Weg findet, um Aktivierung zu lösen. Eben war es vielleicht noch eng und unangenehm in der Brust, und jetzt, nachdem ich bestimmten Körperreaktionen gefolgt bin, ist Weite da! Der Mensch findet immer mehr zu verkörperter Lebendigkeit und zum Geschehenlassen (eine weitere Voraussetzung für das Aufwachen)!

Damit geschieht im und mit Somatic Experiencing® genau das, was auch aufgewachte spirituelle Lehrer wie Christian Meyer oder Ludmilla & Roland betonen: Tiefere Seinszustände sind überhaupt erst möglich, wenn ich ganz und gar lebendig und in meinem Körper bin. Alles andere ist Dissoziation und kein Aufwachen!

Kapitel 14
Warum zu viel Traumamaterial das Aufwachen unmöglich macht

Erfahrungsgemäß ist ein Aufwachen nicht möglich, wenn noch zu viel Trauma im Nervensystem gebunden ist.

Warum ist das so?

- Traumatisierte Menschen gelangen erst gar nicht in tiefere Seinszustände von Stille, Liebe und Frieden, da sie dafür einen gelösten und nachgebenden Körper bräuchten. Vertrauen und Geschehenlassen, Angstfreiheit (ohne traumabedingte Angst) wären weitere Voraussetzungen, damit ein Aufwachen überhaupt geschehen kann. Letzteres ist zumindest bei komplex traumatisierten Menschen meist nicht gegeben.
- Wachen traumatisierte Menschen trotz unbearbeiteter Traumata im Ausnahmefall auf, dann brechen häufig sämtliche Traumata nach dem Aufwachen nach oben, und es kommt zu einer Retraumatisierung. Der Betroffene kann die hervorbrechenden Traumata nicht halten und wird von ihnen überrollt. Damit fällt der Betroffene aus dem aufgewachten Sein wieder heraus.
- Viele traumatisierte Menschen meditieren seit Jahren oder praktizieren Yoga. Sie erleben dabei immer wieder Momente der Stille und des Friedens. Häufig sind sie aber eben nicht in der Stille, sondern in der in Teil I unter »Polyvagaltheorie – Symptome von Über- und Untererregung« beschriebenen Untererregung und in einer starken Dissoziation – und das, ohne es zu merken, denn lebendige Stille und tote, dissoziative Stille fühlen sich häufig sehr ähnlich an und sind für Laien schwer zu unterscheiden.

Genau deshalb möchte ich nachfolgend noch einmal den Unterschied zwischen einer Dissoziation und lebendiger Stille als tieferem Seinszustand darstellen.

Erfahren wir im Leben Unerträgliches, gerade als Kind, dann können wir das, wie Sie als Leser mittlerweile wissen, nicht halten. Dementsprechend haben viele von uns als Kind gelernt, zu dissoziieren, um zu überleben. Das ist sinnvoll, wird jedoch lebensbehindernd, wenn es als Bewältigungsversuch im Leben bleibt. Menschen, die als Kinder stark dissoziiert haben, tun dies im Regelfall auch als Erwachsene, oft ohne es zu bemerken. Das heißt: Tauchen in irgendeiner Form Belastungen, Trigger oder Überforderungen auf, die das Nervensystem des Betroffenen nicht stemmen kann, reagiert derjenige wieder mit Dissoziation.

Wie fühlt sich das an? Nun, es gibt, wie beschrieben, sozusagen »nette« Dissoziationen, die sich – so wie das Tagträumen oder Wegdriften – durchaus tiefenentspannt anfühlen, und es gibt die heftigeren, bei denen man das Gefühl hat, nicht richtig in der Welt zu sein. Die Welt ist getrennt von einem selbst, wie tot, man kann keine Verbindung zu ihr fühlen bzw. herstellen. Noch extremer sind Dissoziationen, nach denen der Betroffene nicht mehr weiß, wie er von A nach B gekommen ist. Sprich, er kommt plötzlich zu sich, und ihm fehlt ein Teilabschnitt an Erinnerung oder Bewusstsein. Er weiß nicht mehr, was ihn veranlasst hat, zum Beispiel mit der Straßenbahn bis zur Endhaltestelle zu fahren, und hat diesen Weg auf einer bewussten Ebene auch nicht mitbekommen.

Dissoziationen haben also verschiedene Gesichter, und gerade die beschriebenen »netten« Dissoziationen sind leicht mit angenehmer Stille und Frieden zu verwechseln.

Da der Mensch in der Dissoziation nicht mehr mit sich und der Welt in Verbindung ist, sich nur noch eingeschränkt spürt, ist auch hier der wichtigste Schritt, die Verbundenheit mit sich, dem eigenen Körper und der Welt wiederherzustellen. Denn je mehr der Mensch sich spürt, mit sich in Verbindung ist, desto weniger wird er dissoziieren. Auch hier ist also verkörperte Lebendigkeit die Lösung.

Häufig ist es einfach wichtig, dass Menschen erst einmal verstehen und mitbekommen, dass sie dissoziieren. Gerade spirituelle Menschen und »Langzeitmeditierer« denken häufig, dass sie doch schon sehr weit auf ihrem Weg seien und dass sie so prima meditieren können, ja, so ruhig und entspannt werden. Nicht immer ist das der Fall, häufig landen sie nur in einer starken Dissoziation, die sich auch sehr gut anfühlen kann, und merken mit der Zeit, dass sie nicht weiterkommen und stecken bleiben. Für diese Menschen sind Meditationen, die nicht über den Körper gehen, Gift. Sie müssen häufig den Weg zurück gehen – vom »Mind« und »Abgespaceten« zurück in den Körper. Das kann erst einmal sehr mühsam sein, doch es lohnt sich, denn nun haben sie die reelle Möglichkeit, eine tatsächliche, tiefere Seinserfahrung zu machen.

Zu empfehlen sind also eigentlich alle Übungen/Meditationen, die direkt über den Körper gehen, den Körper und seine Empfindungen mit einbeziehen. Ich sage bewusst eigentlich, denn der Körper wird von vielen Traumaüberlebenden als Feind erlebt, und auftretende Körperempfindungen werden als gefährlich wahrgenommen. Wie soll man nun mit diesem Widerspruch umgehen? Eine Antwort kann die Entwicklung der »Traumasensitiven Achtsamkeit«[27] sein, wie sie von dem amerikanischen Psychotherapeuten David Treleaven entwickelt wurde. Dazu nachfolgend mehr.

Kapitel 15
Traumasensitive Achtsamkeit

Achtsamkeit ist heute in aller Munde und wird als Allheilmittel für so ziemlich alles beworben. Die Krankenkassen bezahlen entsprechende Kurse, viele Kliniken bieten Achtsamkeitspraxis an. David Treleaven forscht zu diesem Thema seit Jahren. Er untersucht insbesondere die möglichen negativen Auswirkungen von Achtsamkeitspraxis auf traumatisierte Menschen und insbesondere auf solche, die von ihrem Trauma nichts wissen. Er versucht, Lehrende von Achtsamkeitskursen wie MBSR (Mindfulness-Based Stress Reduction) nach Jon Kabat-Zinn dafür zu öffnen, wie sie Traumareaktionen bei ihren Schülern erkennen und damit umgehen können. Und er gibt Tipps, wie die Achtsamkeitspraxis so modifiziert werden kann, dass sie auch traumatisierten Menschen hilft.

Achtsamkeitstraining als solches kann eine körperorientierte Traumatherapie wie Somatic Experiencing® unterstützen, denn der Klient lernt in der Achtsamkeitspraxis, ganz bewusst seine Aufmerksamkeit auszurichten und sie im Hier und Jetzt zu halten – alles Aspekte, die wir in der Traumatherapie ebenfalls brauchen. Insofern kann Achtsamkeit eine Ressource sein, insbesondere, weil sie die Selbstregulation fördert. Hinzu kommen Untersuchungen, wie Achtsamkeit positiv auf unser Gehirn wirkt. So reduziert eine regelmäßige Achtsamkeitspraxis die grauen Zellen in der Amygdala. Damit sind Praktizierende nicht mehr so anfällig für Traumatrigger.

Für traumatisierte Menschen ist das »Im-Hier-und-Jetzt-Bleiben« jedoch häufig angstbesetzt, da der aktuelle Augenblick, das bewusste Innehalten häufig dazu führt, dass traumatische Erinnerungen, Körperempfindungen und Emotionen aus der Vergangenheit auftauchen. Das ist für Betroffene höchst unangenehm und kann sie vollkommen überwältigen. Gerade Stille-Retreats, zum Beispiel Auszeiten in buddhistischen oder christlichen Klöstern, in denen man sich über mehrere Tage in Schweigemeditation übt, sind für traumatisierte Menschen überhaupt nicht zu empfehlen. Die Gefahr, dass hierbei ungebremst Traumamaterial hochkommt oder der Betroffene dissoziiert, ist einfach zu groß. So berichtet Treleaven von Meditationslehrern, die klare Traumasymptome als spirituellen Prozess abtaten, als etwas, das zur Meditationserfahrung dazugehört, und den betroffenen Schüler aufforderten, noch tiefer in diese Erfahrung zu gehen. Vom Stille-Retreat zur Retraumatisierung ist es dann nicht mehr weit. Genau deshalb setzt sich Treleaven dafür ein, dass Meditationslehrer ein Grundwissen von Trauma haben bzw. mit Traumatherapeuten zusammenarbeiten. Seine Arbeit trägt bereits Früchte. So hat der bekannte Meditationslehrer Jack Kornfield in seine zweijährige Ausbildung zum Meditationslehrer selbstverständlich das Thema Trauma aufgenommen und lädt dazu so renommierte Gastdozenten wie den Psychiatrieprofessor und Traumaexperten Dan Siegel ein.

Traumabetroffene haben also in der Achtsamkeitspraxis häufig das Problem, dass sie an ihr Trauma andocken. Das kann zu Flashbacks bis hin zu überlebenssichernden Kampf-Flucht-Reaktionen oder Immobilisierung führen. Trauma ist ja häufig wie ein Sog, der Betroffene wird regelrecht hineingezogen. Diesem Sog nicht zu folgen ist schwer. Deshalb braucht es laut Treleaven diverse Anpassungen, also Werkzeuge, die den Betroffenen helfen, stabil und reguliert zu bleiben.

Hier einige der wichtigsten von Treleaven entwickelten Werkzeuge:

- Erinnern Sie sich an das »Window of Tolerance«. Sie können nur dann effektiv Achtsamkeit praktizieren, wenn Sie lernen, innerhalb Ihres Toleranzfensters zu bleiben. Die von mir in Teil III vorgestellten Übungen zur Selbstregulation können Ihnen dabei helfen. Dazu müssen Sie natürlich erst einmal selbst bemerken, ob Sie sich gerade im Toleranzfenster oder in einer Über- oder Untererregung befinden. Schauen Sie sich dazu gerne noch einmal die Kapitel »Symptome für Über- und Untererregung« und »Window of Tolerance – Das Toleranzfenster« an.
- Achten Sie auf Stabilisierung und Sicherheit. Dazu gehört auch, dass Sie sich mit den Kursteilnehmern oder zu Hause auf Ihrem Meditationskissen sicher und wohl fühlen. Erinnern Sie sich: Nur wenn der

ventrale Vagus aktiv ist, sind Sie innerhalb Ihres Toleranzfensters. Für den ventralen Vagus ist Sicherheit enorm wichtig. Dazu gehören Umgebung und Ort, ein angenehmer Geruch, die Sitzhaltung und -position, wer neben Ihnen sitzt etc. Sorgen Sie hier gut für sich!

- Wahlfreiheit – Sie dürfen die Übungen so durchführen, wie sie für Sie funktionieren. So dürfen Sie auch pausieren oder die Übungszeiten verkürzen. Lange Bodyscans sind für Traumabetroffene oft nicht möglich, fangen Sie deshalb mit kleineren Sequenzen an.
- Verknüpfen Sie exterozeptive und interozeptive Wahrnehmung. Exterozeptive Wahrnehmung ist die Wahrnehmung all jener Reize, die von außen kommen, zum Beispiel Details im Raum erkennen, die Temperatur im Raum fühlen, den Luftzug, der durch das offene Fenster weht, den Duft der Blumen riechen etc. Interozeptive Wahrnehmung ist die Wahrnehmung all dessen, was im Inneren des Körpers geschieht, das können der angehaltene Atem sein, der erhöhte Herzschlag, die Wärme im Bauch, die angespannten Muskeln etc. Verbindet man die Wahrnehmung von innen und außen, dann reduziert sich die Gefahr, durch zu viel Innenwahrnehmung getriggert zu werden.
- Finden Sie stabilisierende Aufmerksamkeitsanker wie »Ich fühle meine warmen Hände auf den Oberschenkeln«, »Ich spüre meine Füße auf dem angenehmen Holzboden« etc. und spüren Sie während der Achtsamkeitspraxis/Meditation immer wieder ganz bewusst diese Anker.

Ich hoffe, Sie haben nun ein erweitertes Verständnis dafür bekommen, warum Meditation und Achtsamkeit bei vielen Traumabetroffenen nicht funktioniert und was nötig ist, damit die Achtsamkeitspraxis mit ihren Vorzügen auch mit einem Traumahintergrund praktiziert werden kann.

Nun aber weiter mit dem Thema Aufwachen. Auch hier ist Achtsamkeit als solche eine Grundvoraussetzung.

Kapitel 16
Lebendige Stille

In meinen Sitzungen erlebe ich oft, dass ich Trauma verhandle (bearbeite) und mein Klient dann in einen tieferen Seinszustand geht, meist an der Stelle, an der die Aktivierung des Nervensystems abnimmt. Oft ist das sehr unerwartet und wunderschön. Ich kann diesen Zustand mit meinem Klienten tiefer und sehr genau erforschen, auch um sicherzugehen, dass es sich nicht um eine Dissoziation handelt, und ihn dann tiefer verankern und stabilisieren, sodass er eher die Möglichkeit hat, auch zu Hause an tiefere Seinszustände wie Stille, Liebe, Frieden, Freude und Glückseligkeit anzuknüpfen. Eine Möglichkeit dazu ist das Setzen von Ankern, beispielsweise mithilfe von Bildern oder Symbolen, mit denen der Klient den tieferen Seinszustand verknüpft, sodass er darüber besser wieder auf diesen Zustand zugreifen bzw. sich nacherinnern kann. Eine weitere Möglichkeit besteht darin, dem Klienten die im nächsten Kapitel beschriebene, von Christian Meyer entwickelte Bewusstheitsübung beizubringen, bei der er lernt, seine Gefühle und Körperempfindungen zu fühlen und von einer oberflächlichen Wahrnehmung (Gedanken und Alltagsgefühle) in tiefere, existenzielle Gefühle und Seinszustände zu kommen.

Mit der Kombination von Somatic Experiencing® und der Bewusstheitsübung von Christian Meyer habe ich sehr gute Erfahrungen gemacht. Deshalb möchte ich Sie Ihnen hier vorstellen. Dennoch gilt: Es gibt nicht das eine Aufwachen. Jeder Weg ist anders, jede Erfahrung ist einzigartig, genauso wie jedes Nervensystem einzigartig ist und ganz individuell reagiert. Tiefere Seinszustände und Aufwachen sind immer auch Gnade, die ich nicht provozieren kann. Ich kann nur unterstützen!

Kapitel 17
Die Bewusstheitsübung nach Christian Meyer

Durch die Bewusstheitsübung nach Christian Meyer[28] lernt der Übende, Gefühle vollständig zu fühlen und zu erfahren, ohne Bewertung, ob diese gut oder schlecht sind, bis sie vollständig durchgefühlt und verbrannt sind. Dabei kann auch der Durchbruch zu tieferen Seinserfahrungen geschehen.

Die menschliche Wahrnehmung von der Oberfläche in die Tiefe

Gedanken/Bilder

↓

Körperempfindungen

↓

Tagesgefühle, zum Beispiel Angst vor der Auseinandersetzung mit dem Chef

↓

Tiefere Gefühle zu mir selbst und zur Welt, zum Beispiel die Liebe zu meinem Partner

↓

Existenzielle und traumatische Gefühle: Schmerz, Sehnsucht, Verzweiflung, Angst, Trauer

↓

Tiefere Erfahrungen: Frieden, Glückseligkeit, Freude, Stille, Leere

Durch die Bewusstheitsübung lerne ich also, tiefer zu kommen, von den Gedanken tiefer zu den Körperempfindungen bis hin zu den verschiedenen Schichten von Gefühlen. Natürlich ist auch dieses Bild nur ein Modell. Traumatisierte Menschen werden mir bestätigen, dass sie direkt von den Gedanken in Gefühle rutschen können, ohne die Körperempfindungen auch nur wahrzunehmen oder zu begreifen, ob es sich jetzt um ein tieferes Gefühl, ein Alltagsgefühl oder ein traumatisches Gefühl handelt – auch wenn Letzteres ja meist an der Intensität zu erkennen ist.

Ich würde die Bewusstheitsübung einem Klienten nie zu Beginn einer Traumatherapie zeigen, erst recht nicht einem retraumatisierten Menschen. Dieser käme gar nicht erst bis zu den traumatischen und existenziellen Gefühlen bzw. hätte diese sowieso schon »oben« und präsent und könnte sie nicht halten. Ist die Traumatherapie jedoch weiter fortgeschritten und der Klient stabil, dann kann die Bewusstheitsübung für den Klienten sehr wertvoll sein. Allein durch die Übung wird er souveräner, lernt, Gefühle durchzufühlen und zu halten, und hat so die Chance, in tiefere Seinszustände zu kommen.

Darüber hinaus ist die Übung auch für Menschen wertvoll, die in einem permanenten Gedankenkreisen stecken bleiben, gerade wenn es sich um negative Gedanken handelt. Ich halte dann diese Klienten an, sich zu fragen: »Und wenn es unter diesen Gedanken ein Gefühl gäbe, welches wäre das?« Dann bitte ich sie, dieses Gefühl zu fühlen. Schon ein Hauch des Gefühls genügt, um von den Gedanken eine Schicht tiefer zu kommen. Auf diese Weise lassen sich Gedankenschleifen und dementsprechend schon vorhandene neuronale Bahnen wirkungsvoll unterbrechen.

Die obige Grafik zeigt im Grunde auch noch einmal wunderbar, warum der traumatisierte Mensch nicht aufwachen kann, eben weil ihm die traumatischen Gefühle entgegenstehen und er diese in der Traumatherapie zunächst zumindest teilweise bearbeiten muss.

Die Bewusstheitsübung

Die Wirkweise der Bewusstheitsübung wurde bereits in mehreren Bereichen erforscht, beispielsweise mit Strafgefangenen in der JVA Brandenburg, die dadurch überhaupt erst lernten, ihre Gefühlsverdrängung zu überwinden und sich ihren Gefühlen zuzuwenden, diese zu fühlen und dadurch zu mehr innerer Gelassenheit und Annahme zu kommen. Für alle Interessierten möchte ich diese Übung hier vorstellen.[29]

Die Bewussheitsübung ist eigentlich eine Partnerübung, bei der eine zweite Person durch den Prozess führt. Christian Meyer hat für mich 2012 die Übung so abgewandelt, dass sie auch für Gruppen geeignet ist und damit auch allein gemacht werden kann. Die fast identische Version finden Sie nachfolgend.

Tipp: Sie können sich die Anweisungen auch auf ein Band sprechen und dann die Übungsanweisungen befolgen. Das ist oft einfacher, als die Anweisungen zu lesen und gleichzeitig auszuführen.

Anmerkung: Nehmen Sie sich ausreichend Zeit, damit Sie genügend »Erlebnispausen« während der Übung erfahren können, also Zeiten des Innehaltens, und so wirklich ins Spüren kommen. Die längeren Pausen sind durch die Leerzeilen zwischen den verschiedenen Abschnitten der Übung angezeigt und die kürzeren Pausen durch die »...«.

Ablauf:

- Schließen Sie Ihre Augen, und nehmen Sie wahr, welche Gedanken gerade da sind ...

- Sie können Ihre Gedanken wahrnehmen, und das kann Ihnen helfen, tiefer zu fallen ...
- Und Sie können wahrnehmen, wessen Sie sich jetzt bewusst sind, vielleicht bestimmter Körperempfindungen ...

- Und Sie können sich auch Ihres Atems bewusst sein ... Und das kann Ihnen helfen, sich tiefer fallen zu lassen ...

- Und Sie können sich verschiedener anderer Körperempfindungen bewusst sein – vielleicht des Unterschieds des Einatmens und Ausatmens ...

- Und das kann Ihnen helfen, sich tiefer fallen zu lassen ...

- Sie können wahrnehmen, wessen Sie sich jetzt bewusst sind – vielleicht einer ganz bestimmten Körperempfindung ... Und Sie können sich auch bewusst sein, wie sie sich verändert ...

- Und das kann Ihnen helfen, tiefer zu fallen ...

- Wessen sind Sie sich jetzt bewusst? ... Vielleicht einer Körperempfindung, vielleicht aber auch eines Gefühls ...

- Oder Sie können wahrnehmen, welche Stimmung gerade ist ...

- Und das kann Ihnen helfen, sich tiefer fallen zu lassen ...

- Sie können wahrnehmen, wessen Sie sich jetzt bewusst sind ... Und vielleicht nehmen Sie wahr, wie sich das Gefühl verändert ... Ob es sich ausbreitet ... tiefer wird ...

- Das kann Ihnen helfen, sich tiefer und tiefer fallen zu lassen ...

- Wessen sind Sie sich jetzt bewusst? ... Vielleicht, wie sich das Gefühl verändert oder ob ein zweites Gefühl daneben ist ...

- Und das hilft Ihnen, tiefer zu fallen ...

- Sie können wahrnehmen, wessen Sie sich jetzt bewusst sind ... Vielleicht, ob sich die Stimmung oder das Gefühl verändert ...

- Und Sie können sich auch der Körperempfindungen im Hintergrund bewusst sein ...

- Ob der Atem frei fließt ...

- Und das hilft Ihnen, sich tiefer fallen zu lassen ...

- Wessen sind Sie sich jetzt bewusst? ... Vielleicht dieses Gefühls oder eines anderen? ... Und Sie können auch wahrnehmen, ob da eine tiefere Erfahrung auftaucht ...
- Vielleicht nehmen Sie einen leeren inneren Raum wahr, aus Frieden und Stille ...

- Und das hilft Ihnen, tiefer zu fallen ...

- Sie können sich bewusst sein, was Sie jetzt wahrnehmen ... Vielleicht eine tiefere Erfahrung von Leere, Stille, Frieden oder Liebe ... Aber genauso die Wahrnehmung einer Körperempfindung oder irgendetwas anderes ...

- Jede Wahrnehmung kann ein Signal sein und Ihnen helfen, tiefer zu fallen ...

- Sie können entdecken, wessen Sie sich jetzt bewusst sind ... Vielleicht dieser tieferen Erfahrung ...

- Und Sie können auch wahrnehmen, was geschieht, wenn Sie sich in das, was gerade ist, tiefer hineinsinken lassen, tiefer hinein verschwinden ...

- Und das kann Ihnen helfen, tiefer zu fallen ...

- Und Sie können wahrnehmen, wessen Sie sich jetzt bewusst sind ... Was auch immer es ist ...

- Sie können auch wahrnehmen, wie Sie auf das reagieren ...

- Und indem Sie jede Reaktion beenden und still sind ... kann Ihnen das helfen, tiefer und tiefer zu fallen ...
- Sie können sich auch Ihrer Haltung bewusst sein ... dieser Haltung, nichts zu wollen ... alles wahrzunehmen, wie es gerade auftaucht ... nichts zu verändern ...
- Und Sie können auch wahrnehmen, mit welcher Erfahrung diese Haltung verbunden ist ... Und auch das kann Ihnen helfen, sich tiefer und tiefer fallen zu lassen ...
- Wessen sind Sie sich jetzt bewusst? ... Vielleicht der Leere ... die Sie in dieser Haltung erfahren, nichts zu verändern und alles wahrzunehmen?
- Und Sie können auch und gleichzeitig wahrnehmen, welche Erfahrung auftaucht oder sich vertieft ...
- Und das hilft Ihnen, tiefer und tiefer zu fallen ...
- Sie können wahrnehmen, wessen Sie sich jetzt bewusst sind ...
- Vielleicht, welche Ruhe auftaucht, nachdem verschiedene Gefühle und Stimmungen verbrannt und ausgeklungen sind ...
- Und Sie können auch wahrnehmen, wie es ist, in diese Ruhe tiefer und tiefer zu fallen ... Und vielleicht die unmittelbare Erfahrung machen, zu sein ... vielleicht entdecken, wie sich die unmittelbare Erfahrung »Ich bin« anfühlt ... nicht »Ich bin dies« oder »Ich bin das«, sondern viel unmittelbarer »Ich bin« ...
- Und das kann Ihnen helfen, tiefer zu fallen ...
- Und Sie können sich bewusst sein, was Sie in diesem Augenblick erfahren ... was auch immer es ist ...

- Und wenn Sie gleich die Augen öffnen, können Sie darauf achten, auch mit geöffneten Augen in dieser inneren Erfahrung zu bleiben ...

- Und das Öffnen der Augen kann sogar ein Signal sein, sich noch tiefer fallen zu lassen ...

Liebe Leserin, lieber Leser, wie und ob die Bewusstheitsübung etwas für Sie ist, müssen Sie selbst herausfinden. Wertvoll ist sie allemal. Mir ist es wichtig, dass Sie verstehen, dass ich Ihnen hier nur eine Möglichkeit eröffne, mit der Sie in tiefere Seinszustände kommen können und lernen, tiefere Gefühle zu fühlen. Es ist keine Werbung für einen bestimmten spirituellen Lehrer oder eine bestimmte Methode. Denn Sie wissen, viele Wege führen nach Rom. Zu nennen wären alternativ zum Beispiel der buddhistische Weg der »10 Fesseln«, wie er von Christiane Michelberger praktiziert wird, oder die »Expansion-Method«[30] nach Shai Tubali. Allen diesen Methoden ist gemeinsam, dass Sie sie erst ausprobieren sollten, wenn eine gewisse Grundstabilität und Selbstregulation vorhanden sind.

Kapitel 18
Was Trauma und mystische Erfahrungen gemeinsam haben

Laut Peter Levine sind die Gehirnstrukturen, die zentral für die Auflösung eines Traumas sind, wohl auch für zahlreiche mystische und spirituelle Erfahrungen zuständig. So traf sich Levine auch mit einigen indischen Kundalini-Lehrern und tauschte sich mit diesen auch anhand von Videositzungen aus. Dabei stellten sie gemeinsam fest, dass die »Symptome«, die beim Aufwachen der Kundalini häufig auftreten – wie unwillkürliche Körperbewegungen, Schmerz, Kribbeln, Zittern, Jucken, Wechsel zwischen Hitze und Kälte, vorübergehende Gelähmtheit, um nur einige zu nennen –, oft den Reaktionen ähneln, die Peter Levines traumatisierte Klienten aufwiesen. Nur sind die von den Kundalini-Lehrern beschriebenen Symptome häufig intensiver als beim Traumaklienten. Die Vorgehensweise ist bei beiden dieselbe: die Aktivierung titrierend aus dem Nervensystem nehmen, wieder Sicherheit herstellen, Verbindung schaffen, Regulation installieren.

Das heißt, Somatic Experiencing® kann auch bei bestimmten spirituellen Phänomenen wie Kundalini-Erfahrungen ein probates Mittel sein, unliebsame Symptome wie die oben beschriebenen zu regulieren. Das gilt auch für Menschen, die unbedingt Aufwachen wollen, aber durch ihre eigene Traumatisierung blockiert werden. So wird ein Mensch, der als Baby beispielsweise besagte Brutkastenerfahrung gemacht hat, die mit großer existenzieller Angst, Einsamkeit und dem Gefühl des Verlassenseins gekoppelt ist, nicht in der Lage sein, die beim/zum Aufwachen oft typische Todesangst zu fühlen. Er würde dann schlichtweg in seiner frühkindlichen, existenziellen Angst landen und potenziell eine massive Retraumatisierung erleiden. Aufwachen würde er damit nicht. Dazu müsste erst mal das entsprechende Material verarbeitet werden.

Vielleicht ein interessantes Bild zum Schluss, welches ich selbst aus eigener persönlicher Erfahrung bestätigen kann. Der Aufwachkanal (immer tiefer fallen – Stille, Liebe, Frieden, lebendige Leere) scheint mit dem Traumastrudel oder -kanal gekoppelt zu sein (auch das ist nur ein Bild). Mit anderen Worten: Wenn ich zu viel Traumamaterial im Nervensystem habe, kann ich nur bis zu einem bestimmten Punkt im Aufwachen kommen und rutsche dann vom tieferen Seinszustand (Aufwachkanal) in den Traumastrudel. Ich erlebe dann keine lebendige Stille und Leere mehr, sondern dissoziierte, beängstigende Stille und Abgeschnittensein von der Welt. Gerade bei frühen Traumatisierungen ist das oft der Fall. So berichtete mir eine Mitarbeiterin des aufgewachten Kundalini-Lehrers Shai Tubali, dass ihre Klienten, die als Babys im Brutkasten lagen, geradezu eine Aversion gegen die Stille haben. Sie erleben die Stille als Feind. Wollen diese Klienten aufwachen, muss erst einmal an dieser Brutkastenerfahrung gearbeitet werden.

Wenn ich nun laut Levine weiß, dass die Gehirnstrukturen, die zentral für die Auflösung eines Traumas sind, auch für zahlreiche mystische und spirituelle Erfahrungen zuständig sind, dann erklärt das meine These von der Kopplung von Trauma- und Aufwachkanal. Mit diesem Wissen kann ich ganz in Ruhe meine Hausaufgaben machen, nämlich Traumaverarbeitung. Ich darf ganz im Vertrauen sein, dass zum richtigen Zeitpunkt, wenn mein Nervensystem das halten kann und Stabilität und Sicherheit in mir zu fühlen sind, schon von allein tiefere Seinszustände zu mir kommen werden und dass diese sich immer mehr halten und vertiefen dürfen. Somit ist Trauma als Tor zum Aufwachen zu betrachten.

Aber es geht auch andersherum: Menschen, die stabil aufgewacht sind, fallen nach Jahren des aufgewachten Seins durch nicht bearbeitetes traumatisches Material wieder aus dem Aufwachen heraus.

Dazu berichtet Ihnen im Folgenden Jana (Name geändert), eine Klientin von mir. Jana war als damalige Schülerin von Christian Meyer vor ca. zehn Jahren stabil aufgewacht. Sie kam nach dieser Zeit mit massiven Angstzuständen und einem existenziellen Gefühl von Alleinsein zu mir, mit einem Gefühl von absolutem Überwältigtsein. Sie war komplett aus dem Aufwachen herausgefallen. Ihr war klar, dass die Ursache dafür das Auftauchen von altem, sehr frühem Traumamaterial war. Sie war so freundlich, mir ihre Geschichte zu erzählen, auch um andere Aufgewachte/Menschen auf dem Weg dorthin zu unterstützen.

Jana erzählt:

»Mein Aufwachprozess ging in Schüben und Etappen, tiefere Seinszustände voller Liebe, Hingabe und tiefer Stille wechselten sich mit starker Angstenergie ab, die sich durchaus lebensbedrohlich anfühlen konnte, der ich mich jedoch durch die Unterstützung meines Lehrers und der Sangha gut hingeben konnte. Das ging über Monate so. Dann, während eines Retreats, ich war aufgrund meiner damaligen Beziehung in einem starken Schmerz von Eifersucht, wachte ich vollkommen auf. Ich gab mich meinem Schmerz einfach hin und fiel tiefer und tiefer. Da waren viel Angst und Vertrauen gleichzeitig. Der Körper löste sich auf. Das ging Stunden so, die ganze Nacht. Irgendwann schlief ich ein. Als ich aufwachte, fühlte ich mich total leer, da waren nur noch Liebe und Weite. Es lösten sich Formen und Sinnzusammenhänge auf, als ob ich nicht verstehen könnte, dass eine U-Bahn eine U-Bahn ist. Das ging zwei bis drei Wochen so, dann beruhigte sich das, und das »Wabbernde« ließ nach. Was blieb, waren Freiheit, Liebe und Leere – »Auf die Bank setzen und ich brauche nichts« (siehe Eckhart Tolle). Aus der Abhängigkeit in meiner Liebesbeziehung war ich völlig rausgefallen, nur die Eifersucht blieb interessanterweise, wenn auch in abgeschwächter Form, und das obwohl die Beziehung mich nicht mehr interessierte. Das verwirrte mich.
Nach sechs bis neun Monaten kam dann die Desillusionierung – dass Aufwachen eben nicht bedeutet, dass alle Probleme und Verstrickungen weg sind, dass das Aufwachen das löst. Sondern dass beides da ist: Stille, Liebe und Verstrickung/Probleme. Scheinbar lösen sich durch das Aufwachen manche Muster auf und andere bleiben, schießen sogar nach oben und lassen sich nicht mehr unterdrücken, weil diese Unterdrückungsmechanismen nicht mehr funktionieren. Dieser Prozess war sehr heikel für mich, er barg viele Fallen – ein Unterstützungsnetz von Menschen, die diesen Weg ebenfalls gehen, war für mich essenziell notwendig, und das würde ich auch jedem anderen empfehlen.
So blieb ich einige Jahre stabil aufgewacht, bis ich durch einen Umzug aufs Land ohne meine Community und durch eine neue Bezie-

hung anfing, zu schwanken. Ich verlor mich in der neuen Beziehung völlig. Es war ein schleichendes Rausgehen aus dem aufgewachten Sein und dann ein plötzliches Wiederhineinfallen und Spüren – es ist nicht weit weg. Mir wurde immer bewusster, da ist der Mensch Jana, der mitwill. Ich erlebte zunehmend eine überwältigende Angst und existenzielles Alleinsein. In diesem Zustand ging ich auf Empfehlung einer Freundin zu Christine Seidel und nahm bei ihr Stunden in Somatic Experiencing®. Für mich kann durch SE die Vertiefung vervollständigt werden. Mir wurde ganz deutlich: Traumata kann man nicht durch noch mehr Hingabe wegkriegen! SE ist für mich wie ein Aufwachen auf einer anderen Ebene. Nach jeder Sitzung sind da Stille und Tiefe!«

Dem Beispiel meiner Klientin möchte ich nichts mehr hinzufügen. Es ist deutlich und zeigt, andersherum, wie eng Trauma und Aufwachen miteinander verkoppelt sind und dass hier Somatic Experiencing® in beide Richtungen eine gute Unterstützung sein kann.

Kapitel 19
Spirituelle Lehrer: Nutzen und Gefahr

Ein spiritueller Lehrer kann, gerade wenn es um das Aufwachen geht, auf dem eigenen Weg sehr nützlich sein. Denn für viele spirituell Suchende sind die Landschaft und der Weg, auf den sie sich einlassen, völlig unbekannt. Sie kennen sich dort nicht aus, sondern brauchen einen Führer, der sie sicher von ihrem Startpunkt aus ans Ziel bringt – auch wenn das Aufwachen selbstverständlich nicht das Ende der eigenen Lebensreise und des persönlichen und spirituellen Entwicklungsprozesses ist. Dieser Führer sollte der spirituelle Lehrer sein. Er sorgt dafür, dass der Suchende den richtigen Weg geht und lernt, wie er mit den Hindernissen und auftretenden Phänomenen, die auf diesem Weg liegen, umgeht und diese unbeschadet überwindet. Genauso, wie ich retraumatisierte Menschen gerade deshalb gut begleiten kann, weil ich selbst den Weg der Retraumatisierung und der darauffolgenden Heilung gegangen bin, kann dies der spirituelle Lehrer durch seinen eigenen beschrittenen und erlebten spirituellen Weg.

Möchte ein Mensch aufwachen, dann gibt es heutzutage zwar sehr viel Literatur und Material im Internet, mit dem man sich informieren kann. Es ersetzt jedoch sicherlich keinen spirituellen Lehrer, den er bei auftretenden Schwierigkeiten um Rat fragen kann. Ich würde deshalb immer dafür plädieren, sich einen spirituellen Lehrer zu suchen, wenn man Aufwachen will, zumindest eine Zeit lang.

Schauen Sie sich dazu im Netz um, lesen Sie und spüren Sie nach, zu wem es Sie hinzieht. Folgen Sie dabei sowohl Ihrer inneren Stimme als auch Ihrem Verstand. Überprüfen Sie, ob der spirituelle Lehrer, den Sie sich aussuchen, einen seriösen Hintergrund hat (Biografie, akademische oder sonstige Ausbildung, welche spirituellen Schulen). Und vor allem: Schauen Sie, ob dieser wirklich einen gangbaren Weg des Aufwachens entwickelt hat, mit ganz konkreten Schritten. Auch wenn Aufwachen als solches immer noch Gnade ist. Ein Lehrer, der nur darüber redet, aber Ihnen nichts Konkretes an die Hand gibt, nützt Ihnen nichts!

Denn: »Alles, was der Lehrer an eigenen Erkenntnissen hat, muss für Sie in Ihrem Inneren nachprüfbar und erfahrbar sein« (O-Ton meiner Klientin Maria).

Und vor allem sollte sich dieser Lehrer in Ihrem Fall (mit Traumahintergrund) sehr gut mit Trauma auskennen. Viele Lehrer tun das leider nicht und sehen entweder aus Unwissenheit nicht, wenn ihre Schüler dissoziieren, oder ermutigen Sie, sich in ihre traumabedingten Gefühle zu stürzen bzw. treiben sie regelrecht in diese hinein. Dann sind spirituelle Lehrer, zumindest für Sie als traumatisierten Menschen, gefährlich. Also schauen Sie bitte genau hin! Gerade bei männlichen Lehrern kommt leider ein weiteres Thema hinzu – der sexuelle Missbrauch von Schülerinnen und Schülern. Leider kommt das immer wieder vor. Wenn ein Mensch so etwas schon einmal erlebt hat und dann zum spirituellen Lehrer kommt, endlich wieder Vertrauen fasst, sich ihm ganz und gar anvertraut, ist das besonders schlimm – gerade wenn das unter dem Deckmäntelchen der Spiritualität geschieht. Das kann bei Betroffenen wirklich großen Schaden anrichten, insbesondere, wenn der spirituelle Lehrer auch gute Seiten hat und etwas kann.

Und das ist bedauerlicherweise ein Punkt, den viele Menschen nicht begreifen: Ein spiritueller Lehrer oder eine spirituelle Lehrerin hat immer auch einen Schatten. Nur weil jemand aufgewacht ist, bedeutet das nicht, dass seine negativen Persönlichkeitsstrukturen verschwunden sind. Denken wir an Osho (Osho war ein aufgewachter spiritueller Lehrer aus Indien. Er lebte von 1931 bis 1990), der wirklich viel Großes hervorgebracht und entwickelt hat. Osho war lachgasabhängig. In einer Dokumentation durfte ich mir das ansehen, es war ein Bild des Jammers.

Was sagt uns das? Das sagt uns, dass die allermeisten Menschen, ob aufgewacht oder nicht, gute und weniger gute oder sogar schlechte Seiten haben. Zum Erwachsensein und zur eigenen Reifung gehört es dazu, das zu verstehen und zu akzeptieren, auch wenn es wehtut. Wir alle neigen dazu, besonders beeindruckende Persönlichkeiten auf ein Podest zu heben, und sind dann enttäuscht, wenn sie von diesem herunterfallen, weil wir unerwartete Seiten an ihnen entdecken.

Mein Lösungsvorschlag: Gehen Sie von Anfang an realistisch an Ihren spirituellen Lehrer heran. Nehmen Sie das Gute, nehmen Sie die

Liebe, das Wissen und alles weitere Positive in Ihr Herz auf und erfreuen Sie sich daran! Und lassen Sie bitte Ihren gesunden Menschenverstand angeschaltet! Dieser wird Ihnen sagen, was Sie frohen Herzens nehmen können und was Sie besser außen vorlassen, wo Sie für sich feststellen, dass Sie hier anderer Meinung sind. Und das ist gut so, es verhindert nämlich die Abhängigkeit von Ihrem spirituellen Lehrer und schafft eine gesunde Distanz. Und denken Sie daran: Solange Sie ein unbearbeitetes Bindungstrauma mit Ihren Eltern haben, besteht immer die Gefahr, dass Sie dieses unbewusst reinszenieren, auch mit Ihrem spirituellen Lehrer, und das wollen Sie ganz sicher aus den genannten Gründen nicht wirklich.

Ich denke und hoffe, dass ich Ihnen mit diesen Anregungen einen kleinen Wegweiser zum für Sie geeigneten spirituellen Lehrer an die Hand geben konnte.

Resümee: Licht!

Kapitel 20
Die eigene Essenz kommt zum Vorschein

Liebe Leserin, lieber Leser,

nun sind Sie schon am Ende dieses Buches angekommen. Ich würde mich sehr freuen, wenn Sie einiges mitnehmen konnten, wenn Sie durch mein Buch nun Ihren ganz eigenen Weg der Heilung finden, wenn Sie wieder Hoffnung haben und Licht am Horizont sehen. Denn dieses Licht gibt es, es ist da und wartet auf Sie.

Denn worum geht es wirklich? Es geht darum, dass Sie sie selbst werden, der Mensch, der schon immer in Ihnen geschlummert hat. Es geht darum, dass Ihre Essenz zum Vorschein kommt, das, was Sie wirklich sind, unabhängig von Ihrem Trauma. Und dafür lohnt es sich, sich auf den Weg zu machen, und dafür sind Sie hier auf der Erde. Vielleicht können Sie so ein Lichtpunkt oder sogar ein Leuchtfeuer für andere Menschen werden.

Ich möchte Ihnen hier ein Bild mitgeben, das mir selbst vor einigen Jahren geholfen hat. Ich sah mich als Lotusblüte, als weiße, strahlende, schöne Blüte. An dieser Blüte gab es noch einige dunkle Drecktupfer, für mich mein Trauma, aber nicht mehr viel. Das bedeutete für mich, dass ich das meiste Trauma tatsächlich gelöst hatte, dass nicht mehr viel übrig war. Die wunderschöne, weiße Blüte war schon deutlich sichtbar. Unter der Blüte war schwarzer Schlamm. Für mich mein altes, bearbeitetes Trauma, welches nun als Nährboden für das Wachstum und die Schönheit der Lotusblüte diente.

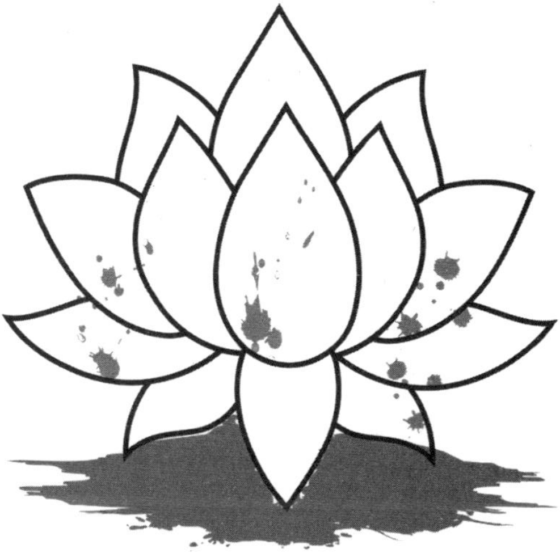

Mit anderen Worten: Ihr Trauma kann Ihnen auch helfen, zu wachsen. Wir sprechen hier auch von posttraumatischem Wachstum. Beeindruckende Biografien von Menschen, denen dies gelungen ist, finden Sie in dem Buch *Stark wie ein Phönix* von Michaela Haas.[31] Daraus habe ich auch folgendes Zitat entnommen, das ich nur bejahen kann und das mich zum Schmunzeln bringt. Vielleicht geht es Ihnen ebenso.

»Leiden hat die stärksten Seelen hervorgebracht;
die beeindruckendsten Charaktere sind mit Narben überzogen.«

Khalil Gibran

In diesem Sinne wünsche ich Ihnen alles Gute. Lassen Sie uns den Weg weitergehen!

Anhang

Wenn allein nichts mehr geht: hilfreiche Adressen

Kliniken

Deutschland

Caduceus Klinik für Psychosomatik
Niendorfer Weg 5
29549 Bad Bevensen
Tel.: 05821-9775-0
www.caduceus.de

Traumaverarbeitung, spirituelle Krisen

Psychosomatische Privatklinik
Bad Grönenbach
Am Schloßberg 6
87730 Bad Grönenbach
Tel.: 08334-394-0
www.psychosomatische-privatklinik.eu

Traumaverarbeitung, sehr gutes individualisiertes Therapiekonzept

Heiligenfeld Kliniken Bad Kissingen, Uffenheim und Berlin
Altenbergweg 6
97688 Bad Kissingen
Tel.: 0971-84-0
www.heiligenfeld.de

U.a. Traumaverarbeitung, spirituelle Krisen

Harzklinikum Dorothea Christiane Erxleben
Klinikum Blankenburg
Station P7 – Spezielle Traumatherapie
Thiestraße 7–10
38889 Blankenburg
Tel.: 03946-909 35 71

Die besten Traumatherapiemethoden, zwölf Wochen Aufenthalt

Adula Klinik – Fachklinik für Psychosomatik und Psychotherapie
In der Leite 6
87561 Oberstdorf
Tel.: 08322-7090
www.dr-reisach-kliniken.de

Trauma – Stabilisierung, therapeutische Gemeinschaft

Hochgrat Klinik **Fachklinik für Psychosomatik und Psychotherapie** Wolfsried 108 88167 Stiefenhofen Tel.: 08386-962-20 *www.dr-reisach-kliniken.de*	Trauma – Stabilisierung, therapeutische Gemeinschaft
Klinik am Waldschlößchen Sudhausweg 6 01099 Dresden Tel.: 0351-658 777-0 *www.klinik-waldschloesschen.de*	Rehaklinik und privat, spezialisiert auf Traumafolgestörungen, hochfrequente Einzeltherapie, verschiedene Traumatherapiemethoden
Habichtswald-Privatklinik und Habichtswald-Rehaklinik Wigandstraße 1 34131 Kassel Tel.: 0561-31080 *www.habichtswaldklinik.de*	Traumaverarbeitung und -stabilisierung, ganzheitliches Konzept, beste Traumatherapiemethoden
Klinik für Psychotherapeutische und Psychosomatische Medizin Johannesstift Schildescher Straße 103p 33611 Bielefeld Tel.: 0521-772 759-01 *https://evkb.de*	Hier wurde von Luise Reddemann PITT begründet, demnach auch Schwerpunkt, Aufnahme nur 100 km im Umkreis von Bielefeld
Jüdisches Krankenhaus Berlin **Klinik für Psychiatrie und Psychotherapie** Station 12 Heinz-Galinski-Straße 1 13347 Berlin Tel.: 030-4994-0 *https://www.juedisches-krankenhaus.de*	Psychotherapeutische Kurzzeitbehandlung bei Traumatisierung – Stabilisierung, Schwerpunkt Trauma und Sucht
InThera Potsdam **Fachkrankenhaus und Ambulantes Zentrum** Sacrower Allee 120 14476 Potsdam Tel.: 033201-508-48 *https://psychotherapie-inthera-potsdam.de/*	Klein und intensiv, interessante Therapiekombination, Traumaverarbeitung und -stabilisierung, nach stationärem Aufenthalt ist direkter Wechsel in Ambulanz in Berlin oder Potsdam möglich, Finanzierung durch BKKs

Die obige Adressliste bietet nur eine Auswahl. Weitere Kliniken mit Traumaschwerpunkt finden Sie unter *https://www.vielfalt-info.de/images/vielfalt/Klinikliste_Juni_2019.pdf.*

Schweiz

Integrierte Psychiatrie Winterthur Spezialstation Traumafolgestörungen Wieshofstrasse 102 8408 Winterthur Tel.: +41 (0)52-224 34 30 *www.ipw.ch*	Traumastabilisierung und -verarbeitung, Aufenthalt acht bis zwölf Wochen, danach Weiterbehandlung im Ambulatorium möglich
Clienia Littenheid AG – Psychiatrie und Psychotherapie Hauptstrasse 130 9573 Littenheid Tel.: +41 (0)71-929 60 60 *www.clienia.ch*	Schwerpunkt: Komplexe Posttraumatische Belastungsstörung, integratives stationär-ambulantes Konzept, Traumaverarbeitung und -stabilisierung
Privatklinik Meiringen Willigen 3860 Meiringen Tel.: +41 (0)339-728 111 *www.privatklinik-meiringen.ch*	Trauma – meist eher Stabilisierung, Aufnahme in mehreren Intervallen möglich
Klinik Sonnenhalde AG Psychiatrie und Psychotherapie Gänshaldenweg 28 4125 Riehen Tel.: +41 (0)616 454 646 *www.sonnenhalde.ch*	Traumastabilisierung, Achtsamkeits- und Skillstraining
Klinik Schützen Rheinfelden Bahnhofstrasse 19 4310 Rheinfelden Tel.: +41 (06)1 836 26 25 *www.klinikschuetzen.ch*	Traumastabilisierung, Fokus auf körper- und kreativtherapeutischen Verfahren

Österreich

Klinik Eggenburg Kompetenzzentrum Traumfolgestörungen Grafenberger Straße 2 3730 Eggenburg Tel.: +43 (0)298-420 228 *www.pszw.at*	Traumaverarbeitung und -stabilisierung

Wiener Krankenanstaltenverbund
Therapiezentrum Ybbs
Station 6
Persenbeuger Straße 1–3
3370 Ybbs/Donau
Tel.: +43 (0)7412-551 003 21
www.wienkav.at

Traumastabilisierung und -verarbeitung, stationäre Langzeittherapie bis zu zwölf Wochen, am Wochenende sind die Patienten zu Hause

Reha-Klinik für Seelische Gesundheit
Grete-Bittner-Straße 40
9020 Klagenfurt
Tel.: +43 (0)463-430 007
www.seelischereha.com

Traumastabilisierung und -verarbeitung

AMEOS Privatklinikum Bad Aussee für Psychosomatische Medizin und Psychotherapie
Sommersbergseestraße 395
8990 Bad Aussee
Tel.: +43 (0)3622-530 00
www.ameos.eu

Traumaverarbeitung und -stabilisierung

Gemeinschaften

Eine Möglichkeit, um durch die schlimme Zeit nach der Retraumatisierung zu kommen, ist das Leben in einer Gemeinschaft. Falls Sie stabil genug sind, können Sie in den verschiedenen Gemeinschaften oft gegen Kost und Logis als Worker arbeiten.

Eine Übersicht über alle aktuellen Gemeinschaften und Ökodörfer in Europa bietet das Buch *Eurotopia, www.eurotopiaversand.de.*

Krisenfreunde: Integrale Mitwohngemeinschaft für Menschen in Transformationskrisen
Hof Beutzen 3
29320 Hermannsburg
Tel.: 0502-913 56 57
www.krisenfreun.de

Therapeutische WGs, die überregional auch retraumatisierte Menschen aufnehmen (kleine Auswahl)

Die Fähre Hamburg e.V.
Wohnhaus Elbfähre
Heimfelder Straße 30
21075 Hamburg
Tel.: 040-220 39 66
www.diefaehre-hamburg.de

Wohnraum, Betreuung und ständiger Bereitschaftsdienst, inkl. Gruppenangeboten, sehr schönes Ambiente, für psychisch erkrankte Menschen zwischen 18 und 55 Jahren; Ziel: Stabilisierung und Vorbereitung auf ein selbstständiges Leben

Lotta e.V.
Therapeutische Wohngruppen für Frauen mit Psychotraumatisierungen
Sophienblatt 42a
24103 Kiel
Tel.: 0431-620 08
www.psychotrauma-kiel.de

Teilstationäres Wohnen: regelmäßige Gruppenangebote, Einzelgespräche, Morgenrunde, alltagsstrukturierend Krisenintervention, Wochenendrufbereitschaft; insbesondere für Frauen, die in ihrer Kindheit oder im Laufe ihres Lebens sexuelle, körperliche oder emotionale Gewalt erlebt haben und/oder frühkindliche Vernachlässigung, sehr versiert!

Therapeutischer Wohnverbund BORA e.V.
Albertinenstraße 1
13086 Berlin
Tel.: 030-979 996 46
www.frauenprojekte-bora.de

Rund um die Uhr Betreuung für Frauen und ihre Kinder, die Mitarbeiter.innen sind in Krisenintervention und Psychotraumatologie geschult

Klöster und Zentren

Benediktshof
Meditationsschule
Verth 41
48157 Münster
Tel.: 02504-7340-0
www.benediktshof.de

Johanneshof
Buddhistisches Studienzentrum
Quellenweg 4
79737 Herrischried
Tel.: 07764-226
www.dharma-sangha.de

Benediktushof
Klosterstraße 10
97292 Holzkirchen
Tel.: 09369-983813
http://www.benediktushof-holzkirchen.de/

Benediktinerinnenabtei Kloster Engelthal
Klosterstraße 2
63674 Altenstadt
Tel.: 06047-9636-0
www.abtei-kloster-engelthal.de

Selbsthilfegruppen, Beratungsstellen, Ambulanzen und Kriseneinrichtungen (kleine Auswahl an Städten und Einrichtungen)

Deutschland

Berlin

Selbsthilfe Kontakt- und Informationsstelle
Bismarckstraße 101
10625 Berlin
Tel.: 030-892 66 02
www.sekis.de

LARA
Fuggerstraße 19
10777 Berlin
Tel.: 030-216 88 88
www.lara-berlin.de

Fachstelle gegen sexualisierte Gewalt an Frauen; Einzelberatung, Gruppen, Workshops und Rechtsberatung

Wildwasser Berlin
Friesenstraße 6
10965 Berlin
Tel.: 030-693 91 92
http://www.wildwasser-berlin.de/

Für sexuell missbrauchte Frauen, Trans und Mädchen; Einzelberatung und Gruppenangebote für Frauen und Trans, FrauenNachtCafé

Mut Traumahilfe
Leinestraße 49
12049 Berlin
Tel.: 030-236 33 978
www.mut-traumahilfe.de

Traumahilfe – für Männer*, die sexualisierte Gewalt erlebt haben, Einzelberatung, Hausbesuche

Berliner Krisendienst
Verschiedene Standorte nach Bezirken
Tel.: 030-390 63-10 bis 90
www.berliner-krisendienst.de

Telefonische Krisenberatung rund um die Uhr, persönliche Beratung an den Standorten, in dringenden Fällen Hausbesuche, Vermittlung an Krisenstationen

Kriseneinrichtung für Frauen
Oraniendamm 40–43
13469 Berlin
Tel.: 030-403 99 313
http://buergerhilfe-berlin.de/einrichtungen/kriseneinrichtung-reinickendorf.html

Sofortige Aufnahme und Unterkunft

Krisenhaus Schöneberg
Kolonnenstraße 10
10829 Berlin
Tel.: 030-801 065 300
https://www.internationaler-bund.de/standort/210882/

Für Frauen und Männer in Krisensituationen

Krisenpension
Pinel gGmbH
Joachimsthaler Straße 14
10719 Berlin
Tel.: 030-887 276 80
https://www.pinel.de/krisenpension/

Voraussetzung für die Aufnahme mit Übernachtungsmöglichkeit ist die Teilnahme am ambulanten Programm zur Krisenbegleitung und -prävention, die Kosten werden von vielen KK übernommen; sehr engagiert, gegründet, um Psychiatrieaufenthalte zu vermeiden

Hamburg

Kontakt- und Informationsstellen für Selbsthilfegruppen in Hamburg
Tel.: 040-492 92 201
www.kiss-hh.de

Dolle Deerns e.V.
Verein zur Förderung feministischer Mädchenarbeit
Niendorfer Marktplatz 6
22459 Hamburg
Tel.: 040-439 415-0
www.dolledeerns-fachberatung.de

Fachberatungsstelle gegen sexuelle Gewalt; Beratung für Mädchen und junge Frauen bei sexueller Gewalt

BIFF Frauenberatung Eimsbüttel/Altona
Bogenstraße 2
20144 Hamburg
Tel.: 040-396 762
https://biff-frauenberatung.de/eimsbuettel-altona.html

Beratung bei Trauma und sexueller Gewalt, verschiedene Gruppenangebote, u. a. für Frauen nach sexueller Gewalt, nach Psychiatrieaufenthalten etc.

Frauennotruf Hamburg
Beethovenstraße 60
22083 Hamburg
Tel.: 040-255 566
www.frauennotruf-hamburg.de

Fachberatungsstelle für vergewaltigte Mädchen und Frauen, Einzelberatung, auch therapeutische Beratung, Vermittlung, Begleitung bei Gerichtsprozessen

BasisPraevent
Steindamm 11
20099 Hamburg
Tel.: 040-398 426 62
www.basis-praevent.de

Beratungsstelle für Jungen, Männer und Trans bei sexualisierter Gewalt

Opferhilfe Hamburg – Beratung bei Gewalt und Trauma Paul-Nevermann-Platz 2–4 22765 Hamburg Tel.: 040-381 993 *www.opferhilfe-hamburg.de*	Beratung bei Gewalt und Trauma
FachInstitut für Angewandte Psychotraumatologie FIFAP Charlottenstraße 26 20257 Hamburg Tel.: 040-950 657 42 *www.fifap.de*	Traumafachberatung und traumazentrierte Psychotherapie für Betroffene
Spezialambulanz für Traumafolgestörungen Klinik für Psychiatrie und Psychotherapie Universitätsklinikum Hamburg-Eppendorf Martinistraße 52 20246 Hamburg Tel.: 040-741 053 210 *https://www.uke.de/kliniken-institute/kliniken/psychiatrie-und-psychotherapie/behandlungsangebot/ambulante-angebote/index.html*	Diagnostik, Krisenintervention, Weitervermittlung, Einzel- und Gruppentherapie

München

Selbsthilfezentrum München – Beratung zu Selbsthilfegruppen in München Westendstraße 68 80339 München Tel.: 089-532 95 611 *www.shz-muenchen.de*	Beratung zu Selbsthilfegruppen in München
Traumahilfezentrum München Horemannstraße 8 80636 München Tel.: 089-413 27 950 *www.thzm.de*	Für Menschen, die ein Trauma erlebt haben; Einzelberatung, Gruppen, Fachvorträge, Fortbildung und Singabende
Zentrum für Traumafolgestörungen Traumaambulanz für Erwachsene Langerstraße 3 81675 München Tel.: 089-414 07 977 *www.psychosomatik.mri.tum.de/Trauma-Ambulanz*	Vermittlung und Beratung, Tagesklinik: Stabilisierung und Traumaverarbeitung

Beratungsstelle Frauennotruf München
Saarstraße 5
80797 München
Tel.: 089-721 17 15
www.frauennotruf-muenchen.de

Für Frauen, die Vergewaltigung, Gewalt, Grenzverletzungen und sexuelle Belästigung erlebt haben; Traumatherapie, Einzelberatung, Gruppen, Krisentelefon von 18 bis 22 Uhr

Münchner Informationszentrum für Männer e.V.
Feldmochingerstraße 6
80992 München
Tel.: 089-543 95 56
www.maennerzentrum.de

Angebote für Männer, die von sexualisierter/körperlicher Gewalt betroffen sind; Einzelberatung und Gruppen

Krisendienst Psychiatrie
Plinganserstraße 33
81369 München
Tel.: 0180-655 300 0
www.krisendienst-psychiatrie.de

24-Stunden-Krisentelefon, ambulante Beratung, Vermittlung zu Beratungsstellen und Krisenstationen, in dringenden Fällen Krisenintervention zu Hause

Frankfurt

Selbsthilfe-Kontaktstelle Frankfurt
Sonnemannstraße 3
60314 Frankfurt am Main
Tel.: 069-559 444
www.selbsthilfe-frankfurt.net

Beratung zu Selbsthilfegruppen in Frankfurt

Institut für Trauma-Bearbeitung und Weiterbildung Frankfurt
Ambulanz
Waidmannstraße. 25
60569 Frankfurt am Main
Tel.: 069-46990053
www.institut-fuer-traumabearbeitung.de

Beratung und therapeutische Begleitung, offene Sprechstunde

Wildwasser Frankfurt e.V.
Böttgerstraße 22
60389 Frankfurt am Main
Tel.: 069-955 029 10
www.wildwasser-frankfurt.de

Telefonische und persönliche Beratung für Mädchen ab 14 Jahren, die sexuelle Gewalt erleben mussten, und Frauen, die in ihrer Kindheit und Jugend sexuelle Gewalt erlebt haben

Frauennotruf Frankfurt
Kasseler Straße 1a
60486 Frankfurt am Main
Tel.: 069-709 494
www.frauennotruf-frankfurt.de

Beratung von Frauen und Mädchen, die von sexualisierter, körperlicher und digitaler Gewalt betroffen sind

Trauma- und Opferzentrum e.V.
Zeil 81
60313 Frankfurt am Main
Tel.: 069-216 558 28
www.trauma-undopferzentrum.de

Beratung für Opfer und Zeugen von Gewalttaten, bei Beleidigung, Bedrohung, sexuellen Übergriffen und Überfällen; Krisenintervention, Traumaberatung, Weitervermittlung, Hilfe bei Strafanzeigen

Psychosozialer Krisendienst
Bürgerhilfe Sozialpsychiatrie Frankfurt e.V.
Bruchfeldstraße 78
605278 Frankfurt am Main
Tel.: 069-611 375
www.bsf-frankfurt.de/krisendienst

Telefonische Beratung und Krisenintervention, Weitervermittlung: Mo–Fr 17–1 Uhr und Sa und So sowie an den Feiertagen 9–1 Uhr

Leipzig

Selbsthilfegruppen der Stadt Leipzig
https://www.leipzig.de/jugend-familie-und-soziales/gesundheit/selbsthilfe/selbsthilfegruppen-und-vereine/

Auflistung der Leipziger Selbsthilfegruppen

Psychotrauma Zentrum Leipzig e.V.
Zschochersche Straße 1b
04177 Leipzig
Tel.: 0341-352 83 83
www.psychotraumazentrum-leipzig.de

Traumafachberatung und Workshops auf Selbstzahlerbasis

bff: Frauenberatungsstelle Leipzig
Karl-Liebknecht-Straße 59
04275 Leipzig
Tel.: 0341-391 97 91
www.frauenberatung-leipzig.de

Traumaspezifische Fachberatung, Stabilisierungsgruppen, Anti-Stress-Gruppen, Paarberatung

Opferhilfe Sachsen e.V.
Kochstraße 1
04275 Leipzig
Tel.: 0341-225 43 18
www.opferhilfe-sachsen.de

Professionelle Beratung von Menschen, die Opfer oder Zeuge einer Straftat geworden sind; Hausbesuche sind möglich, Begleitung bei Strafverfahren und Behördengängen, Beantragung finanzieller Hilfen

NetzWerk psychische Gesundheit
Könneritzstraße 72
04229 Leipzig
Tel.: 0341-392 957 90
www.das-boot-ggmbh.de/de/netzwerk-psychische-gesundheit-leipzig

Ambulante Betreuung in Krisensituationen, um Psychiatrieaufenthalte zu vermeiden; Finanzierung durch folgende Krankenkassen: TK, KKH, DAK

Dresden

KISS – Kontakt- und Informationsstelle für Selbsthilfegruppen Ehrlichstraße 3 01067 Dresden Tel.: 0351-206 19 85	Hilft bei der Suche und beim Aufbau einer passenden Selbsthilfegruppe
Beratungsstelle der AWO – Ausweg Hüblerstraße 3 01309 Dresden Tel.: 0351-315 884-0 *www.awo-in-sachsen.de/ausweg*	Beratungsstelle für Kinder, Jugendliche und Familien, Beratung in familiären Krisensituationen, bei Traumatisierung, sexuellem Missbrauch und häuslicher Gewalt
***sowieso* Kultur Beratung Bildung Frauen für Frauen e.V.** Angelikastraße 1 01099 Dresden Tel.: 0351-804 14 70 *https://www.frauen-ev-sowieso.de*	Psychologische Beratung bei sexueller Gewalt, sexuellem Missbrauch, häuslicher Gewalt, Stalking und Mobbing; Sozial- und Rechtsberatung, Selbsthilfegruppen
Opferhilfe Sachsen e.V. Heinrichstraße 12 01097 Dresden Tel.: 0351-801 01 39 *www.opferhilfe-sachsen.de*	Professionelle Beratung von Menschen, die Opfer oder Zeuge einer Straftat geworden sind; Hausbesuche sind möglich, Begleitung bei Strafverfahren und Behördengängen, Beantragung finanzieller Hilfen
Psychotraumaambulanz Klinik am Waldschlößchen Sudhausweg 6 01099 Dresden Tel.: 0351-448 320 71 *https://www.klinik-waldschloesschen.de/traumaambulanz/psychotraumaambulanz/*	Diagnostik und Krisenintervention, ambulante Traumatherapie, u. a. mit TRIMB und IRRT
Psychosozialer Krisendienst Dresden Ostra-Allee 9 01067 Dresden Tel.: 0351-488 53 41 *www.dresden.de/krisendienst*	Psychologische Beratung in Krisensituationen, Weitervermittlung

Schweiz

Zürich

Selbsthilfecenter Jupiterstrasse 42 8032 Zürich Tel.: +41 (0)432 888 888 *www.selbsthilfecenter.ch*	Vermittlung, Gründung und Beratung von Selbsthilfegruppen in Zürich

Frauenberatung sexuelle Gewalt
Langstraße 14
8004 Zürich
Tel.: +41 (0)442 914 646
www.frauenberatung.ch

Krisenberatung, psychologische Beratung, Rechtsberatung und Vermittlung von Fachpersonen für Mädchen ab 14 Jahren und Frauen, die sexualisierte Gewalt erlebt haben

SITT
Schweizerisches Institut
für Traumatherapie
Jacqueline Schmid
Albulastrasse 52
8048 Zürich
Tel.: +41 (0)442 515 038
www.sitt.ch

Liste von Traumatherapeutinnen, Fortbildungen in Psychotraumatologie, Vernetzung

Beratungsstelle CASTAGNA
Universitätstrasse 86
8006 Zürich
Tel.: +41 (0)443 609 040
www.castagna-zh.ch

Beratungs- und Informationsstelle für sexuell ausgebeutete Kinder, Jugendliche und in der Kindheit ausgebeutete Frauen und Männer und deren Angehörige

Zürcher Fachstelle für
Psychotraumatologie
ZFP
8000 Zürich
Tel.: +41 (0)901 572 050 (1,19/Min)
www.psychotrauma.ch

Psychologischer Kriseninterventionsdienst nach Akuttraumatisierung, Traumatherapie, Beratung

Opferberatung Zürich
Gartenhofstrasse 17
8004 Zürich
Tel.: +41 (0)442 994 050
www.obzh.zh

Beratung und Unterstützung bei der Bewältigung von Gewalterfahrungen, Unfallfolgen und Straftaten, insbesondere zum Opferhilfegesetz bei der Geltendmachung rechtlicher und finanzieller Ansprüche

Mannebüro Züri
Hohlstrasse 36
8004 Zürich
Tel.: +41 (0)442 420 888
www.mannebuero.ch

Beratungs- und Informationsstelle für Männer in Konflikt- und Krisensituationen, bei häuslicher Gewalt sowie sexueller Belästigung und sexuellem Übergriff

Krisenintervention ambulant und stationär – KIZ
Psychiatrische Universitätsklinik Zürich
Militärstrasse 8
8021 Zürich
Tel.: +41 (0)442 967 310
www.pukzh.ch

Beratung und Behandlung von Menschen in außergewöhnlichen Lebenssituationen, stationärer Aufenthalt maximal sieben Tage

Bern

Verein Selbsthilfe BE **Beratungszentrum Bern** Bollwerk 41 3011 Bern Tel.: +41(0)313 114 386 *www.selbsthilfe-be.ch*	Beratung zu Selbsthilfegruppen im Kanton Bern
Beratungsstelle Opferhilfe Bern Seftigenstrasse 41 3007 Bern Tel.: +41 (0)313 703 070 *www.opferhilfe-bern.ch*	Beratung von Opfern von Straftaten und deren Angehörigen nach dem Opferhilfegesetz
Lantana **Fachstelle Opferhilfe bei sexueller Gewalt** Aarbergergasse 36 3011 Bern Tel.: +41 (0)313 131 400 *www.opferhilfe-bern.ch*	Beratung von Kindern, weiblichen Jugendlichen und Frauen, die von sexueller Gewalt betroffen sind; anonyme Onlineberatung, Gruppen, Psychotherapie, Selbstverteidigungskurse, juristische und finanzielle Soforthilfe u. v. m.
Die Dargebotene Hand Bern Tel.: 143 *www.bern.133.ch*	Anonyme Telefon-, Online- und Chatberatung rund um die Uhr für Menschen in Krisen und bei allen großen und kleinen Problemen des Lebens, Weitervermittlung an regionale Beratungsstellen
Kriseninterventionszentrum KIZ Murtenstrasse 21 3010 Bern Tel.: +41(0)316 328 811 *www.upd.ch*	Tagesstationäre und vollstationäre (maximal drei Wochen) Krisenintervention für Erwachsene in psychosozialen Krisen

Basel

Zentrum Selbsthilfe Feldbergstrasse 55 4057 Basel Tel.: +41(0)616 899 090 *www.zentrumselbsthilfe.ch*	Beratung zu Selbsthilfegruppen in Basel
Opferhilfe beider Basel Steinenring 53 Tel.: +41(0)612 050 910 *www.opferhilfe-beiderbasel.ch*	Beratung von Opfern von Straf- und Gewalttaten und nach Verkehrsunfällen (Kinder, Jugendliche und Erwachsene)

familea
Frauenberatung mit Rechtsberatung
Gerbergasse 14
4001 Basel
Tel.: +41(0)612 608 280
www.familiea.ch/de/Frauenberatung

Beratung bei persönlichen und familiären Problemen, bei Trennung und Scheidung

Männerbüro Region Basel
Davidsbodenstrasse 25
4056 Basel
Tel.: +41(0)616 910 202
www.mbrb.ch

Persönliche und telefonische Beratung zu Trennung, Scheidung, Sexualität, bei Gewalt, bei Problemen im Beruf und in der Partnerschaft u. v. m.

Universitäre Psychiatrische Kliniken Basel
Kriseninterventionsstation – KIS
Schanzenstrasse 55
4031 Basel
Tel.: +41(0)612 654 613
www.upk.ch

Krisenintervention, stationäre Behandlung fünf bis sieben Tage, Weitervermittlung, Familien- und Paargespräche, Einzelberatung

Österreich

Wien

WiG
Wiener Gesundheitsförderung
Selbsthilfegruppenverzeichnis
https://www.wig.or.at/SHG-Verzeichnis.50.0.html

Liste aller Selbsthilfegruppen von Wien

24-Stunden Frauennotruf
der Stadt Wien
Tel.: +43(0)171719
www.frauennotruf.wien.at

Anonyme Beratung per Mail und Telefon, persönliche Beratung, Krisenintervention, Begleitung zu Gerichten, in Krankenhäuser u. v. m. für Frauen und Mädchen ab 14 Jahren, die von körperlicher, sexueller und/oder emotionaler Gewalt betroffen sind oder waren

Frauen- und Familienberatungsstelle
TAMAR
Wexstraße 22/3/1
1200 Wien
Tel.: +43(0)133 404 37
www.tamar.at

Beratung für Betroffene von sexualisierter Gewalt, schützende Angehörige und Bezugspersonen, Psychotherapie für Kinder und jugendliche Mädchen, Prozessbegleitung

Traumahilfe Österreich
Psychotraumatologische Ambulanz
Herrengasse 6–8/3/7
1010 Wien
Tel.: +43(0)196 863 01
www.traumahilfe.at

Versorgung von Betroffenen, Angehörigen und Zeugen nach einem traumatischen Ereignis

Psychosoziales Zentrum ESRA
Tempelgasse 5
1020 Wien
Tel.: +43(0)121 490 14
www.esra.at

Psychosoziales Zentrum der jüdischen Gemeinde Wien; diverse Programme, u. a. für komplex traumatisierte Menschen und Flüchtlinge, also auch für nicht jüdische Menschen; eigenes Ambulatorium

Hemayat
Betreuungszentrum für
Folter- und Kriegsüberlebende
Sechsschimmelgasse 21
1090 Wien
Tel.: +43(0)121 643 06
www.hemayat.org

Spezialisierung auf schwersttraumatisierte Menschen; Beratung und Psychotherapie für Kinder, Jugendliche und Erwachsene, bei Bedarf mit Dolmetschern

Männerberatung Wien
Keplerplatz 12/21
1100 Wien
Tel.: +43(0)160 328 28
www.maenner.at

Diverse Beratungen, u. a. zu Opferschutz, Einzelberatung und Gruppen, Traumatherapie, Psychotherapie, männerspezifische Themen

Kriseninterventionszentrum Wien
Lazarettgasse 14A
1090 Wien
Tel.: +43(0)140 695 95
www.kriseninterventionszentrum.at

Anonyme Beratung per Telefon und E-Mail, persönliche Beratung vor Ort, bei Krisen aller Art, Krisenintervention, Einzelberatung, Kurzzeitpsychotherapie durch Ärzte und Psychotherapeuten, Beratung von Angehörigen

Graz

Selbsthilfe Steiermark
Lauzilgasse 25
8020 Graz
Tel: +43(0)5079005910
www.selbsthilfe-stmk.at

Service- und Kontaktstelle für die steirischen Selbsthilfegruppen

Beratungsstelle TARA
Haydngasse 7
8010 Graz
Tel.: +43(0)316 318 077
www.taraweb.at

Frauenberatungsstelle bei sexueller Gewalt Steiermark, Krisenintervention, Traumatherapie und Prozessbegleitung

Frauenservice Graz
Lendplatz 38
8020 Graz
Tel.: +43(0)316 716 022
www.frauenservice.at

Online- und Telefonberatung, persönliche Beratung, u. a. bei Gewalterfahrungen, Hass und Mobbing in den sozialen Medien, Stalking; Rechtsberatung, Beratung bei Trennung, Krisen u. v. m., Bildungsangebote und Café

Gewaltschutzzentrum Steiermark
Granatengasse 4
8020 Graz
Tel.: +43(0)316 774 199
www.gewaltschutzzentrum-steiermark.at

Hilfe und Unterstützung für gewaltbetroffene Personen, psychosoziale und juristische Begleitung, Hilfe bei Mobbing und Stalking, Clearingstelle für ehemalige Heim- und Pflegekinder

Männerberatung Graz
Dietrichsteinplatz 15
8010 Graz
Tel.: +43(0)316 831 414
www.vmg-steiermark.at/de/ort/maennerberatung-graz

Anlaufstelle für männliche Gewaltopfer, Beratung bei Trennung/Scheidung, Psychotherapie, MännerKaffee u. v. m.

Innsbruck

Selbsthilfe Tirol
Innrain 43
6020 Innsbruck
Tel.: +43(0)512 577 198
www.selbsthilfe-tirol.at

Kontakt- und Informationsstelle für Selbsthilfegruppen in Tirol

Gewaltschutzzentrum Tirol
Maria-Theresien-Straße 42a
6020 Innsbruck
Tel.: +43(0)512 571 313
www.gewaltschutzzentrum-tirol.at

Opferschutzeinrichtung für Menschen, die sexuelle, körperliche oder emotionale Gewalt erlebt haben, Beratung bei familiärer Gewalt, Stalking, Prozessbegleitung

Verein Frauen gegen Vergewaltigung
Sonnenburgstraße 5
6020 Innsbruck
Tel.: +43(0)512 574 416
www.frauen-gegen-vergewaltigung.at

Anonyme Beratung und Prozessbegleitung für Frauen und Mädchen ab 16 Jahren, die sexuelle Gewalt erlebt haben

Männerberatung Mannsbilder
Anichstraße 11
6020 Innsbruck
Tel.: +43(0)512 576 644
www.mannsbilder.at

Beratung für Männer und Jungs ab zwölf Jahren, bei Krisen, Gewalt, partnerschaftlichen Problemen u. v. m.

pro mente tirol gemGmbH
Karl-Schönherr-Straße 3
6020 Innsbruck
Tel.: +43(0)512 585 129
www.promente-tirol.at

Krisenintervention und Einzelbegleitung für Menschen in Krisen und/oder mit psychischen Erkrankungen, diverse Angebote, u. a. Wohnprojekte

Weblinks

Deutschland (Websites mit einem sind auch für Schweizer und Österreicher interessant)*

https://www.somatic-experiencing.de/traumatherapeuten-finden/ – hier finden Sie Therapeuten in Ihrer Region, die mit Somatic Experiencing® arbeiten

www.gptg.eu – Gesellschaft für Psychotraumatologie, Traumatherapie und Gewaltforschung, hier finden Sie Traumatherapeuten und Kliniken in Ihrer Region

www.degpt.de * – Deutschsprachige Gesellschaft für Psychotraumatologie – hier finden Sie Infos über Trauma und eine Liste von approbierten Psychotherapeuten, die mit Trauma arbeiten, sowie eine Auflistung von Traumafachberatern und -pädagogen

https://www.vielfalt-info.de/ * – informiert über traumabedingte Dissoziation und ihre Ursachen, hat eine hervorragende Klinikliste und ist Vorreiter zum Thema Rituelle Gewalt

www.dissoziation-und-trauma.de *– interessante Infos, Texte und umfangreiche Links zum Thema Trauma

www.lichtweg.de * – Onlineplattform zum Thema sexueller Missbrauch, mit großer Community

https://nina-info.de/berta – Beratung und telefonische Anlaufstelle für Betroffene organisierter sexualisierter und ritualisierter Gewalt

https://www.fonds-missbrauch.de/ – initiiert für Betroffene sexuellen Missbrauchs im Kindes- und Jugendalter. Der Missbrauch muss innerhalb der Familie stattgefunden haben. Hier können Betroffene Gelder für Traumatherapie, Physiotherapie, Fortbildung und vieles mehr beantragen. Gerade da viele Traumatherapeuten privat finanziert werden müssen und Betroffene oft nicht das Geld dafür haben, ist der Fonds eine hervorragende Sache. Es können bis zu 10.000 Euro pro Person ausgezahlt werden.

https://traumanetz-sachsen.de/ – Information zu Hilfsangeboten in Sachsen für Menschen mit Traumatisierung und ihre Angehörigen

www.ngsg.de – Traumanetz Allgäu/Lech – Ersthilfe und Vermittlung von Beratungsstellen, rechtlicher Hilfe, Gruppen, Therapeuten etc. für Opfer sexueller Gewalt

https://gewaltlos.de/ – anonyme Beratung im Chat für Mädchen und Frauen mit Gewalterfahrung

www.wildwasser.eu – Wildwasser bietet bundesweit in vielen Städten Beratung für sexuell missbrauchte Frauen, Mädchen und deren Angehörige

www.weißer-ring.de – bundesweite Hilfe für Menschen, die Opfer von Kriminalität und Gewalt geworden sind, inklusive Standortsuche, Onlineberatung und anonymem Opfertelefon

www.hilfetelefon.de – überregionale Online- und Telefonberatung für Frauen, die Gewalt erlebt haben und erleben

www.netzundboden.de – Initiative für Kinder psychisch kranker Eltern, mit Infos und konkreten regionalen Hilfsangeboten

www.maennerberatungsnetz.de – Beratung für Jungen, Männer und Väter, Vermittlung regionaler Angebote

www.big-hotline.de – ausschließlich für Berlinerinnen: Online- und Telefonberatung und persönliche Begleitung sowie mobile Intervention vor Ort, für von Gewalt betroffene Frauen und ihre Kinder, Beratung in 51 Sprachen

www.telefonseelsorge.de – anonyme und kostenlose Beratung bei Krisen und Problemen aller Art, per Telefon, an 27 Standorten vor Ort, per Mail und Chat

www.nakos.de – nationale Kontakt- und Informationsstelle zur Anregung und Unterstützung von Selbsthilfegruppen

https://schatten-und-licht.de – Initiative peripartale (die um die Geburt herum entstehen) psychische Erkrankungen: Infos und Selbsthilfegruppen zum Thema

Schweiz

www.143.ch – anonyme und kostenlose Beratung bei Krisen und Problemen aller Art, per Telefon, per Mail und Chat, Weitervermittlung an regionale Hilfsangebote

https://www.sitt.ch/trauma-therapeutinnen/ – Liste von Traumatherapeutinnen für die Gesamtschweiz

www.traumahealing.ch/index.php?id=0207&l=de – Anwenderliste der Somatic Experiencing® Practitioner in der Schweiz

www.degpt.de – Deutschsprachige Gesellschaft für Psychotraumatologie – hier finden Sie Infos über Trauma und eine Liste von Schweizer Psychotherapeuten, die traumatherapeutisch arbeiten

www.trauma-institut.eu – Dagmar Härle bietet in ihrer Praxis in Zürich Gruppen in traumasensitivem Yoga für traumatisierte Menschen an. Darüber hinaus bildet sie im deutschsprachigen Raum aus. Auf der Website finden Sie Videos mit Übungen aus dem traumasensitiven Yoga in den unterschiedlichsten Sprachen, die Ihnen helfen, traumasensitives Yoga zu Hause selbst zu praktizieren

www.selbsthilfeschweiz.ch – Infos zu Selbsthilfegruppen in der Schweiz

Österreich

https://oent.at/ – Österreichisches Netzwerk für Traumatherapie – Infos zum Thema Trauma und Therapeutenliste

www.psyonline.at – hier können Sie nach Psychotherapeuten mit dem Schwerpunkt Trauma suchen

https://www.somaticexperiencing.at/mitglieder/ – der österreichische Somatic Experiencing® Verband. Hier finden Sie Therapeuten, die mit Somatic Experiencing® arbeiten.

www.netzwerk-gegen-sexualisierte-gewalt.at – steirisches Netzwerk gegen sexualisierte Gewalt, mit einer Liste von Institutionen, die zum Thema arbeiten

www.notfallpsychologie.at – notfallpsychologische Akutintervention für Opfer von Traumatisierungen, Angehörige und Helfer und notfallpsychologische Nachsorge/Behandlung für Betroffene mit anhaltenden Traumafolgen (Einzel- und Gruppenarbeit)

www.traumahilfe.at – Aufklärung und Onlinetest zum Thema Trauma, Notfalleinsätze in ganz Österreich

www.telefonseelsorge.at – anonyme, kostenlose, bundesweite Lebens- und Krisenhilfe per Telefon, Chat oder Mail, Tel.: 142 (täglich 0–24 Uhr)

www.frauenhelpline.at – anonyme und kostenlose, bundesweite Frauenhelpline gegen Gewalt, Tel.: 0800 222 555 (täglich 0–24 Uhr), auch fremdsprachige Beratungen

www.maennernotruf.at – anonyme und kostenlose Beratung für Männer in Gewalt- und Krisensituationen, rund um die Uhr, Tel.: 0800 246 247

www.selbsthilfe.at – Infos zu Selbsthilfegruppen in ganz Österreich

Verwendete und weiterführende Literatur

Aalberse, Maarten, Geßner-van Kersbergen, Servatia (2012) *Die Lösung liegt in deiner Hand! Von der Energetischen Psychologie zur bifokalen Achtsamkeit – Emotionsregulation und Neurowissenschaften.* dgvt, Tübingen

Beckrath-Wilking, Ulrike, Biberacher, Marlene, Dittmar, Volker, Wolf-Schmid, Regina (2013) *Traumafachberatung, Traumatherapie und Traumapädagogik.* Junfermann, Paderborn

Bode, Sabine (2015) *Die vergessene Generation.* 20. Aufl. Klett-Cotta, Stuttgart

Charf, Dami (2018) *Auch alte Wunden können heilen.* 3. Aufl. Kösel, München

Dana, Deb (2019) *Die Polyvagal-Theorie in der Therapie: Den Rhythmus der Regulation nutzen.* 2. Aufl. G. P. Probst, Lichtenau

Grüber, Isa (2017) *Was der Körper zu sagen hat.* Mankau, Murnau

Haas, Michaela (2015) *Stark wie ein Phönix – Wie wir unsere Resilienzkräfte entwickeln und in Krisen über uns hinauswachsen.* O.W. Barth, Frankfurt

Hantke, Lydia, Görges, Hans-Joachim (2012) *Handbuch Traumakompetenz.* Junfermann, Paderborn

Härle, Dagmar (2015) *Körperorientierte Traumatherapie – Sanfte Heilung mit Traumasensitivem Yoga.* Junfermann, Paderborn

Heller, Laurence (2013) *Entwicklungstrauma heilen.* 6. Aufl. Kösel, München

Huber, Michaela (Hrsg) (2011) *Viele sein – ein Handbuch: Komplextrauma und dissoziative Identität – verstehen, verändern, behandeln.* Junfermann, Paderborn

Lemmrich, Christine (2012) *Theta-Balance – Die neue Dimension energetischen Heilens.* Droemer Knaur, München

Levine, Peter (2012) *Sprache ohne Worte.* 3. Aufl. Kösel, München

Levine, Peter (2016) *Trauma und Gedächtnis: Die Spuren unserer Erinnerung in Körper und Gehirn.* 2. Aufl. Kösel, München

Mehne, Sabine (2014) *Licht ohne Schatten.* Heyne, München

Meyer, Christian (2009) *Aufwachen – der Weg der inneren Erfahrung.* J. Kamphausen, Bielefeld

Meyer, Christian (2016) *Ein Kurs in wahrem Loslassen – Durch das Tor des Fühlens zu innerer Freiheit.* 4. Aufl. Arkana, München

Porges, Stephen W. (2018) *Die Polyvagaltheorie und die Suche nach Sicherheit.* 2. Aufl. Probst, Lichtenau

Rosenberg, Stanley (2018) *Der Selbstheilungsnerv: So bringt der Vagus-Nerv Körper und Psyche ins Gleichgewicht.* 5. Aufl. VAK, Kirchzarten

Rudat, Ludmilla (2013) *Erwachen: Der radikale Weg in die Freiheit.* Books on Demand

Spangenberg, Ellen (2015) *Behutsame Trauma-Integration (TRIMB).* Klett-Cotta, Stuttgart

Treleaven, David (2019) *Traumasensitive Achtsamkeit.* Arbor, Freiburg

Tubali, Shai (2017) *White Light – Reise zur Glückseligkeit.* 4. Aufl. Kamphausen, Bielefeld

van Lommel, Pim (2018) *Endloses Bewusstsein.* Knaur, München

Dank

Es gibt viele Menschen, denen ich für die Entstehung dieses Buchs danken möchte, zuallererst mir selbst. Ich danke mir (und das tue ich, wie die meisten von uns, viel zu wenig) dafür, dass ich durchgehalten habe, auf dem Weg vom ersten Exposé bis hin zum Buchvertrag. Ich danke mir dafür, dass ich immer an dieses Buch geglaubt habe, dass ich wusste, dass es in die Welt soll, und dafür, dass ich neben meiner Praxis jedes Wochenende geschrieben habe, auch wenn ich manches Mal so gar keine Lust dazu hatte und die Schreiberei wirklich an meine Substanz ging. Wie sagte letztens eine Bekannte zu mir: »Ein Buch zu gebären ist, wie ein Kind zu bekommen.« Das erstaunte mich zunächst, traf es aber ziemlich auf den Punkt. Also: Ich bin froh, dass ich die Schwangerschaft und die Geburt dieses Buches gut überstanden habe und das Kind nun in die Welt geht, ich denke, es hat sich gelohnt! Und wie jede gute Mutter bin ich stolz auf mein Buch-Kind.

Die Idee zu diesem Buch hatte ich schon seit vielen Jahren im Kopf. Es war klar, dass das Wissen, welches ich als Betroffene einer Retraumatisierung und als Traumatherapeutin, die unter anderem mit retraumatisierten Menschen arbeitet, gesammelt habe, in die Welt und zu den Menschen muss. Dennoch wäre dieses Buch nie entstanden ohne die viele Unterstützung, die ich von anderen Menschen bekommen habe. So hätte ich die Buchidee wahrscheinlich noch einige Jahre hin- und herbewegt, hätte mir Shai Tubali nicht gesagt, dass das Schreiben zu meiner Lebensaufgabe gehört und dass ich mein Wissen jetzt mal in die Welt bringen solle. Er gab mir den buchstäblichen liebevollen Tritt in den Hintern, damit ich losgelegt habe. Lieber Shai, danke dafür!

So reifte mein Entschluss. Mit diesem Entschluss traf ich »zufällig« auf der Straße einen Bekannten, Harald-Alexander Korp, der ebenfalls Autor ist und der mir seine Buchagentin Swantje Steinbrink empfahl. Danke, lieber Alexander! Frau Steinbrink glaubte an das Projekt und entwickelte mit mir zusammen das Exposé. Dafür möchte ich ihr danken. Denn ohne ein fundiertes Exposé ist weder ein gutes Buch noch ein Buchvertrag realistisch. Trotzdem dauerte es noch eine ganze Weile, bis ich im Juni 2019 Elena Grunwald, meiner Lektorin des mvg Verlags, begegnete. Auch das war eine wunderbare Fügung. Ohne Frau Grunwald läge dieses Buch jetzt nicht in Ihren Händen. Sie war von Anfang an von meinem Buchprojekt begeistert und schlug mir vor, das Buch schon ins Frühjahrsprogramm 2020 aufzunehmen. Von da an ging alles rasend schnell. Im Juli 2019 legte ich los. Heute, am 18. Januar 2020, ist das Buch durchlektoriert fertig in meinem PC und beim Verlag. Liebe Elena, ohne dich wäre das Baby jetzt nicht auf der Welt! Danke für deine entspannte, kompetente und superangenehme Begleitung, du hast es mir wirklich leicht gemacht.

Auf diesem Weg begleiteten mich viele Menschen. So meine Freundin Anne, die immer an mich glaubte und mir bei so manchem Kaffee und Kuchen zuhörte und mich bestätigte, aber auch an vielen Wochenenden auf mich verzichten musste, genau wie meine Familie. Dafür danke ich sowohl meiner Freundin Anne als auch meiner Familie. Genauso danke ich meinem Freund Soham für sein Dasein und seine Freundschaft.

Vor allem möchte ich aber meiner Freundin Kerstin danken. Liebe Kerstin, ohne dich hätte ich es nicht geschafft, ohne deine Liebe, dein Fach- und Betroffenenwissen, ohne dein aufgewachtes Sein hätte ich gar nicht durchgehalten. Kerstin möchte ich vor allem für die Unterstützung beim Teil »(Re-)traumatisierung als Tor zum Aufwachen« danken. Bei diesem Teil hat mich zudem, genau wie bei meinem ersten Buch, noch einmal der spirituelle Lehrer Christian Meyer mit seiner Bewusstheitsübung unterstützt. Lieber Christian, ich danke dir für deine liebevolle Großzügigkeit!

Für die trotz seiner extrem knapp bemessenen Zeit freundliche, fachlich und menschlich kompetente Korrektur des ganzen Trauma- und Neurobiologieteils möchte ich meinem Kollegen Jens Pingel, Facharzt für psychosomatische Medizin und Psychotherapie, aus tiefstem Herzen danken! Lieber Jens Pingel, Sie haben immer an mich geglaubt, ohne Sie würde ich heute niemals dort stehen, wo ich bin. Sie sind der Beste! Ebenfalls bedanken möchte ich mich bei Dagmar Härle, die als Ausbilderin und Autorin für Traumasensitives Yoga und als Master in Psychotraumatologie so freundlich war, meinem Wunsch nach einer fachlichen Vorkorrektur nachzukommen. Liebe Dagmar, vielen Dank für deine Unterstützung und deine präzisen Fragen, auch wenn diese mich manchmal zur Verzweiflung gebracht haben ... Genauso möchte ich mich bei Maarten Aalberse bedanken, der mir noch einmal den letzten Schliff für die Polyvagaltheorie mitgegeben und mir für dieses Buch seine Zungenbewegungen zur Verfügung gestellt hat! Danke, lieber Maarten! Bei Dr. Hinrich Hörnlein-Rummel, Facharzt für Psychiatrie und Psychotherapie, bedanke ich mich für das Redigieren des Textes zur orthomolekularen Therapie. Ohne ihn hätte ich nicht vor Jahren angefangen, mich mit dieser alternativmedizinischen Methode zu beschäftigen. Lieber Hinrich, es ist schön, dass wir uns begegnet sind. Ich danke dir für deine unkomplizierte Unterstützung und dafür, dass du mich an deinem großen Wissen teilhaben lässt.

Bei Ruth Hofmann möchte ich mich dafür bedanken, dass sie nun schon so viele Jahre an meiner Seite ist und mich bekräftigt hat, meine persönliche Geschichte aufzuschreiben und dazu zu stehen. Ein weiterer Dank geht an Alexander Reich, Peter Uwe Hesse und Bernd Borchert.

Bedanken möchte ich mich natürlich auch bei meiner Redakteurin Stephanie Kaiser-Dauer. Liebe Frau Kaiser-Dauer, danke, dass Sie es mir so leicht gemacht haben! Ich fand unsere Zusammenarbeit sehr harmonisch.

Danke auch an meine wunderbaren Klientinnen und Klienten. Ohne sie, ohne die Erfahrungen mit ihnen, ohne ihr Leid und ihre Heilung, ihre ganz persönlichen Lebensgeschichten, ohne ihr Trauma hätte ich dieses Buch nicht schreiben können.

Und so wünsche ich Ihnen, liebe Leserinnen und Leser, dass dieses Buch Ihnen weiterhilft auf Ihrem Weg. Und wenn Sie noch mehr über meine Arbeit, meine Workshops und Seminare wissen möchten, dann finden Sie hier alle Informationen:

Praxis für Traumatherapie Christine Seidel,
www.traumatherapiepraxis-berlin.de

Über die Autorin

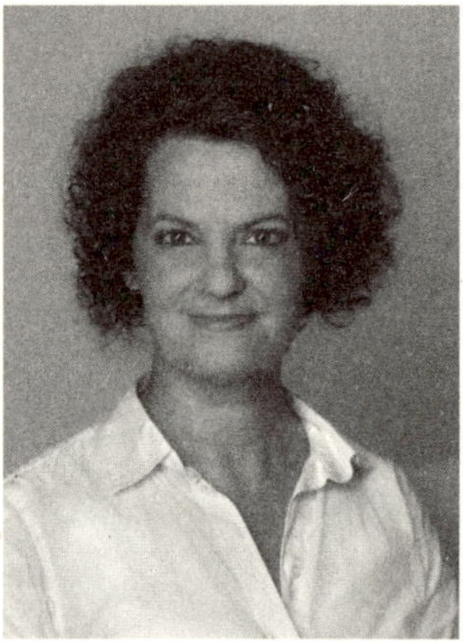

Christine Seidel (geb. Lemmrich) arbeitet als Traumatherapeutin (HP) in ihrer eigenen Praxis in Berlin-Schöneberg und bietet ergänzend im deutschsprachigen Raum Sitzungen am Telefon und über Zoom an. Sie ist Dipl. Sozialpädagogin, Heilpraktikerin Psychotherapie, Vortragende und Autorin diverser Fachartikel zum Thema Trauma. Ihr erstes Buch »Theta-Balance« erschien 2012. Christine Seidel ist auf komplexe Traumatisierungen, sexuellen Missbrauch, frühe Traumatisierungen, Retraumatisierung und das Thema »Trauma und Aufwachen« spezialisiert. Dazu bietet sie auch Workshops und Seminare an.

Privat lebt Christine Seidel mit ihrer Familie, zu der auch ein Kater und ein Hund gehören im grünen Süden Berlins.

Anmerkungen

1 Die folgenden Ausführungen basieren auf den Unterlagen des Seminars »Polyvagal-Theorie« 2019 bei Maarten Aalberse, Akademie für integrative Traumatherapie, Berlin.

2 Ein ähnliches Beispiel finden Sie bei Charf, D. (2018) *Auch alte Wunden können heilen*, 3. Aufl. Kösel, München, S. 16–20.

3 Oesterle, D. (2015) Stress in der Schwangerschaft. www.Netdoktor.de, 22.07.2015

4 Siehe auch Bode, S. (2015) *Die vergessene Generation*, 20. Aufl. Klett-Cotta, Stuttgart

5 Siehe Max-Planck-Institut für Psychiatrie (2012) Kindliches Trauma hinterlässt bei manchen Opfern Spuren im Erbgut. https://www.psych.mpg.de/1875659/PM1211

6 Angelehnt an Schock K., Rosner R., Wenk-Ansohn M., Knaevelsrud C. (2010) Retraumatisierung – Annäherung an eine Begriffsbestimmung. *Psychotherapie, Psychosomatik, medizinische Psychologie* 60(7): 243–249

7 Huber, M. (Hrsg) (2011) *Viele sein – ein Handbuch: Komplextrauma und dissoziative Identität – verstehen, verändern, behandeln.* Junfermann, Paderborn

8 Foa, E. B., Kozak, M. J. (1986) Emotional processing of fear: Exposure to corrective information. *Psychological Bulletin* 99: 20–35

9 Die folgenden Ausführungen sind angelehnt an Schock, K., Rosner, R., Wenk-Ansohn M., Knaevelsrud, C. (2010) Retraumatisierung – Annäherung an eine Begriffsbestimmung. *Psychotherapie, Psychosomatik, medizinische Psychologie* 60(7): 243–249. In ihrem Beitrag wird das lerntheoretische Modell von Kozak und Foa erläutert.

10 Erläuterung angelehnt an die offizielle Darstellung von Somatic-Experiencing Deutschland e. V. unter https://www.somatic-experiencing.de/was-ist-somatic-experiencing/

11 Erläuterung angelehnt an die Definition der Akademie für integrative Traumatherapie in Berlin, https://akademie-traumatherapie.de/brainspotting/

12 Spangenberg, E. (2015) *Behutsame Trauma-Integration (TRIMB).* Klett-Cotta, Stuttgart

13 Zitat Ellen Spangenberg auf ihrer Homepage unter http://www.ellen-spangenberg.de/Trimb-Methode.html

14 Angelehnt an die offizielle Darstellung und das Curriculum aus www.irrt-deutschland.de

15 Vgl. Beckrath-Wilking, U., Biberacher, M., Dittmar, V., Wolf-Schmid, R. (2013) *Traumafachberatung, Traumatherapie und Traumapädagogik.* Junfermann, Paderborn

16 Aus https://www.awp-freiburg.de/de/kurse/dbt/infos/dbt-fuer-komplexe-ptsd.html

17 Johnston, J. (2011) *The impact of Yoga on military personnel with post traumatic stress disorder.* Counseling Psychology Dissertations. Paper 29. Northeastern University, Boston, MA

18 Härle, D. (2015) *Körperorientierte Traumatherapie – Sanfte Heilung mit traumasensitivem Yoga.* Paderborn, Junfermann, S. 86 ff

19 Vgl. Härle, D. (2015) *Körperorientierte Traumatherapie – Sanfte Heilung mit traumasensitivem Yoga.* Paderborn, Junfermann, S. 89

20 Descilo, T., Vedamurtachar, A., Gerbarg, P. L. et al. (2010) Effects of a yoga breath intervention alone and in combination with an exposure therapy for post-traumatic stress disorder and depression in survivors of the 2004 South-East Asia tsunami. *Acta Psychiatr Scand*, 121: 289–300

21 Aus www.therapie.de/psyche/info/index/therapie/traumatherapie/psychopharmaka-bei-ptbs/

22 Die Ergebnisse finden Sie unter http://www.homoeopathenohnegrenzen.de/fileadmin/projektdateien/Symposium/Ingrid_Pfanzelt_HOG_Internationales_Symposium_HOG_2013.pdf.

23 Definition aus http://www.gesundheits-lexikon.com/Orthomolekulare-Medizin-Vitalstoff-Medizin/Orthomolekulare-Medizin/

24 Aus Aalberse, M., Geßner-van Kersbergen, S. (2012) *Die Lösung liegt in deiner Hand! Von der Energetischen Psychologie zur bifokalen Achtsamkeit – Emotionsregulation und Neurowissenschaften.* dgvt, Tübingen. Maarten Aalberse beschreibt in diesem Buch die genannten Zungenbewegungen, die er später weiterentwickelte, indem er sie mit Kopfbewegungen kombinierte. Diese Technik wurde erstmals im Mai 2019 in einem Seminar der Akademie für Traumatherapie vermittelt, bei dem ich Teilnehmerin war.

25 Vgl. Meyer, C. (2009) *Aufwachen – der Weg der inneren Erfahrung.* J. Kamphausen, Bielefeld, S. 15

26 Vgl. Lemmrich, C. (2012) *Theta-Balance – Die neue Dimension energetischen Heilens.* Droemer Knaur, München, S. 168

27 Treleaven, D. (2019) *Traumasensitive Achtsamkeit.* Arbor, Freiburg

28 Vgl. auch die Kurzform der Bewusstheitsübung in Meyer, C. (2016) *Ein Kurs in wahrem Loslassen – Durch das Tor des Fühlens zu innerer Freiheit,* 4. Aufl. Arkana, München, S. 144–145

29 Vgl. Lemmrich, C. (2012) *Theta-Balance – Die neue Dimension energetischen Heilens.* Droemer Knaur, München, S. 186–190, mit freundlicher Genehmigung von Christian Meyer

30 Tubali, S. (2017) *White Light – Reise zur Glückseligkeit*, 4. Aufl. Kamphausen, Bielefeld

31 Haas, M. (2015) *Stark wie ein Phönix – Wie wir unsere Resilienzkräfte entwickeln und in Krisen über uns hinauswachsen.* O.W. Barth, Frankfurt